U0202409

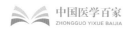
中国医学百家
ZHONGGUO YIXUE BAIJIA

急性缺血性卒中溶栓及血管内治疗

主　编　张颖冬

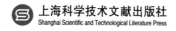
上海科学技术文献出版社
Shanghai Scientific and Technological Literature Press

图书在版编目（CIP）数据

急性缺血性卒中溶栓及血管内治疗/张颖冬主编
. -- 上海：上海科学技术文献出版社，2024
（中国医学百家）
ISBN 978-7-5439-9027-2

Ⅰ.①急… Ⅱ.①张… Ⅲ.①急性病—脑缺血—血栓
栓塞—治疗 Ⅳ.① R743.310.5

中国国家版本馆 CIP 数据核字（2024）第 061641 号

策划编辑：张　树
责任编辑：应丽春
封面设计：李　楠

急性缺血性卒中溶栓及血管内治疗

JIXING QUEXUEXING CUZHONG RONGSHUAN JI XUEGUAN NEIZHILIAO

主　　编：张颖冬
出版发行：上海科学技术文献出版社
地　　址：上海市淮海中路 1329 号
邮政编码：200031
经　　销：全国新华书店
印　　刷：河北朗祥印刷有限公司
开　　本：787mm×1092mm　1/16
印　　张：8.75
版　　次：2024 年 4 月第 1 版　2024 年 4 月第 1 次印刷
书　　号：ISBN 978-7-5439-9027-2
定　　价：128.00 元

http://www.sstlp.com

急性缺血性卒中溶栓及血管内治疗

编委会

张颖冬，男，1962 年 12 月出生，医学博士，主任医师，教授，博士生导师，享受国务院政府特殊津贴。目前兼任中国医师协会神经内科医师分会常务委员、中国卒中学会神经调控分会副主任委员、江苏省医学会脑卒中分会主任委员等学术职务。

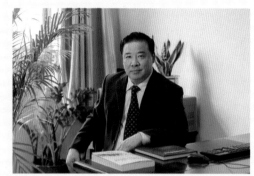

曾获（入选）中国医师最高奖——中国医师奖、中国医院协会"优秀医院院长"、江苏省"有突出贡献的中青年专家"、江苏省"优秀科技工作者"、江苏省"六大人才高峰"高层次人才、江苏省"333 工程"中青年学术带头人、南京市"科技功臣"等奖项及荣誉称号。

近年来主持国家级、省部级科研项目 9 项，以第一作者/通讯作者发表论文 200 余篇，其中 SCI 收录 50 余篇，相关成果获省部级、市厅级科研奖励 13 项。

擅长脑血管病、神经变性疾病、癫痫及本专业各类疑难杂症的诊治。

前 言

卒中是致残和致死的主要疾病之一，急性缺血性卒中约占全部卒中的80%。急性缺血性卒中治疗的关键在于尽早开通阻塞血管，挽救缺血半暗带。目前被证实有效的急性缺血性卒中早期血管再通的治疗方法主要是静脉溶栓和血管内治疗。急性缺血性卒中溶栓和血管内治疗近10多年来在多方面取得了研究进展，中国血管内治疗的数量逐年大幅增长，新的研究也在不断拓展血管内治疗的适宜人群。作者参考了国内外最新的资料，加上我院卒中中心多年的实践，编写了这本《急性缺血性卒中溶栓及血管内治疗》。书中总结了缺血性卒中溶栓和血管内治疗的最新进展，概述了急性缺血性卒中的发病机制、相关评估以及目前主要的治疗方法；重点附加了典型、特殊病例，结合相关图谱和脑血管造影图片，使本书更有依据，做到图文并茂，由浅入深。以期给医学生、临床和科研工作者提供一本实用的参考书。

在此，对多年来支持我院脑卒中中心工作的领导、相关科室的同事以及各兄弟医院同仁表示衷心的感谢。

由于临床、教学工作繁忙，专业水平有限，书中难免有缺点和错误。望各位专家、同仁批评指正。

编 者

2023 年 10 月

目　录

急性缺血性卒中溶栓及血管内治疗研究进展

急性缺血性卒中的治疗关键在于及时再通血管，控制梗死范围，挽救缺血半暗带组织，从而改善患者的神经功能缺损症状。静脉溶栓与血管内介入治疗是目前临床血管再通的两大有力武器。近年来，随着血管再通技术的发展与临床应用的推广，相关领域的科学研究工作如火如荼，指南与共识推荐也日新月异，同时也引发更多的科学问题与研究方向。现就血管再通治疗的进展综述如下。

一、静脉溶栓

静脉溶栓治疗通过静脉给药快速溶解血栓、改善组织循环，具有操作方便、易于应用推广等优势，是目前脑卒中急救的基石与关键之一。1995 年，NINDS 试验报道，对于发病 3 小时内的卒中患者，静脉溶栓每治疗 100 例患者，较安慰剂组可增加 29 例净获益患者，首次证实了 3 小时内静脉溶栓是安全有效的。从此静脉溶栓正式登上卒中治疗的舞台。2008 年，ECASS Ⅲ 试验进一步证实 3 ~ 4.5 小时静脉溶栓的安全可行。同年的 EPITHET 研究利用磁共振灌注与弥散成像不匹配的影像学技术筛选发病 3 ~ 6 小时患者行静脉溶栓治疗，结果提示虽然脑梗死的体积变化无明显差异，但溶栓组再灌注率较高。然而，其后一系列旨在扩展静脉溶栓时间窗的随机对照研究，如 ATLANTIS、IST-3 等试验，均提示进一步扩展溶栓时间窗并不能显著改善临床预后，反而可能增加出血风险，因此宣布阴性的结果。如 2012 年发表的 IST-3 试验，纳入 3035 例发病 6 小时内患者，结果显示溶栓组与对照组的临床预后无显著差异，而溶栓组的出血风险与短期死亡率更高。2010 年一项综合了 NINDS、ECASS、ATLANTIS 等研究的汇总分析显示：基于临床和 CT 平扫选择的发病超过 4.5 小时患者，静脉溶栓的危害超过获益。以上研究结果提示单纯扩大静脉溶栓时间窗并不能带来有效的临床结局。基于以上证据，包括《中国急性缺血性脑卒中诊治指南 2018》在内的国内外指南均一致推荐：对缺血性脑卒中发病 3 小时内（Ⅰ级推荐，A 级证据）和 3 ~ 4.5 小时（Ⅰ级推荐，B 级证据）的患者，应按照适应证、禁忌证和相对禁忌证严格筛选患者，尽快静脉给予阿替普酶溶栓治疗。

1. 阿替普酶溶栓剂量的研究　阿替普酶 0.9mg/kg 是目前国际公认和指南所推荐的标准给药剂量。但这一标准出自早期小样本试验；同时，阿替普酶溶栓后出血转化风险与剂量大小存在显著的正相关。因此降低溶栓药物剂量能否在保证疗效的同时降低出血风险，是静脉溶栓研究的热点之一。早在 2006 年，来自日本的一项非对照性研究证实了 3 小时内 0.6mg/kg 阿普酶静脉溶栓的有效性（Yamaguchi 2006）。2016 年发表的 ENCHANTED 试验则通过国际多中心、随机对照、非劣效性检验的方法，比较发病 4.5 小时内进行阿替普酶标准剂量（0.9mg/kg）和低剂量（0.6mg/kg）治疗的疗效差别。结果显示，低剂量溶栓组发生严重症状性颅内出血的患者比例是标准剂量组的一半，7 天时死亡率更低，但这种获益被神经功能残疾增加所抵消，最终在主要观察指标 90 天临床后上未能达到预先设定的非劣效性检验的标准，无法证明低剂量溶栓的疗效不劣于标准剂量。尽管如此，ENCHANTED 结果提示在需要特别考虑降低溶栓治疗不良反应的情况下，如在出血转化高危风险的患者中，可以尝试使用低剂量阿替普酶治疗；但同时标准剂量仍是静脉溶栓首选剂量。基于这样的研究结果，《中国急性缺血性脑卒中诊治指南 2018》[9] 新增推荐内容：小剂量阿替普酶静脉溶栓（0.6mg/kg）出血风险低于标准剂量，可以减少死亡率，但并不降低残疾率，可结合患者病情严重程度、出血风险等因素个体化确定（Ⅱ级推荐，A 级证据）。

2. 轻型卒中的静脉溶栓治疗　轻型卒中是否需要静脉溶栓是脑卒中急救领域的另一热点。一方面，约 30% 的轻型卒中患者可能遗留残疾，提示对于这些患者仍然需要"积极"的治疗；另一方面，考虑轻型卒中原本神经功能缺损"较轻"，预后提升空间有效，静脉溶栓并不容易展示显著的疗效，反而可能增加出血风险与医疗成本。2018 年国际卒中大会上公布的 PRISMS 试验，是首个探索轻型非致残性卒中是否可以从静脉溶栓中获益的随机对照研究。主要入组标准包括发病 3 小时内，基线 NIHSS 评分 ≤ 5 分且研究者判定为无明显功能残疾，同时除外大面积梗死（梗死体积 > 大脑中动脉 1/3 供血区或者 > 100ml）。受试者随机分为静脉溶栓剂 + 口服安慰剂组与口服阿司匹林治疗（325mg）+ 静脉安慰剂组。研究因入组缓慢而提前终止，结果显示 90 天 mRS 评分 0～1 比例两组无显著性差异，但阿替普酶治疗组有更高的症状性颅内出血率。由于试验的提前终止，PRISMS 研究无法给出肯定的结论，但依据已入组病例结果提示轻型非致残性卒中患者无法从溶栓中获益，并且同时还面临更高的症状性颅内出血风险。具体分析其结果阴性的原因，认为可能在于纳入标准中除轻症外还需满足"非致残性"的条件，因此纳入患者本身可能预后较好。因此，如期待溶栓治疗优于对照治疗，则需要静脉溶栓较对照组可以显著预防这一类患者的早期神经功能恶化；而相比于 PRISMS 研究中积极药物治疗，这一目标则过于困难。基于 PRISMS 研究结果，《2019 年美国急性缺血性脑卒中早期管理指南》新增推荐：符合其他标准的发病 3 ～ 4.5 小时的轻度致残风险的症状的患者，阿替普酶静脉溶栓是合理的。应评估治疗的风险及获益（Ⅱb 类推荐，B-NR 级证据）；符合其他标准的在距离最后一次正常或症状发作 3 小时内的有轻度非致残风险的症状的患者（NIHSS 评分 0 ～ 5），不推荐阿替普酶静脉溶栓（Ⅲ 类推荐，B-R 级证据）；符合其他标准的发病 3 ～ 4.5 小时的有轻度非致残风险症状的患者（NIHSS 评分 0 ～ 5），不推荐阿替普酶静脉溶栓（Ⅲ 类推荐，C-LD 级证据）。

3. 替奈普酶溶栓治疗的研究进展　替奈普酶是阿替普酶的一种突变体，相比于阿替普酶，具有更强的纤维蛋白特异性以及更长的血浆清除半衰期。在心肌梗死的研究中，替奈普酶被认为与阿替普酶具有相同的病死率，同时出血风险更低。而在缺血性卒中领域，2018 年国际卒中大会上公布的 EXTEND-IA TNK 试验证实 0.25mg/kg 替奈普酶（tenecteplase，TNK）相比 0.9mg/kg 阿替普酶可显著提高大血管闭塞患者取栓前血管再通率，并改善 90 天预后。此前，2017 年 10 月发表的 NOR-TEST 试验结果显示 0.4mg/kg 替奈普酶组和 0.9mg/kg 阿替普酶组主要终点、次要终点及安全性终点均无显著性差异。2020 年发表结果的 EXTEND-IA TNK Part 2 试验是一项由研究者发起的多中心随机对照研究，以评估不同剂量替奈普酶溶栓疗效的优劣。研究共纳入了 300 例发病 4.5 小时内大动脉闭塞型卒中并准备进行机械取栓的患者，随机分为替奈普酶 0.4mg/kg（最大 40mg）大剂量组与 0.25mg/kg（最大 25mg）标准剂量组。该研究结果提示，在颅内大血管闭塞的患者中，与 0.25mg/kg 相比，0.40mg/kg 的替奈普酶并未显著改善机械取栓前脑再灌注水平。《2019 年美国急性缺血性脑卒中早期管理指南》新增推荐：对于同样有条件接受机械取栓术且无溶栓禁忌证的患者，优选奈替普酶（单次静脉滴注 0.25mg/kg，最大 25mg）而非阿替普酶行静脉溶栓治疗可能是合理的（Ⅱb 类推荐，B-R 级证据）；目前尚未证实以 0.4mg/kg 的剂量单次静脉团注替奈普酶的效果优于或不劣于阿替普酶。而对于轻度神经功能障碍且不伴有颅内大血管闭塞的患者，同样可以考虑应用替奈普酶替代阿替普酶溶栓治疗（Ⅱb 类推荐，B-NR 级证据）。

4. 醒后或发病时间不明卒中的溶栓治疗　缺血性卒中近 30% 的患者无法获取确切的发病时间，其中大部分为醒后卒中；这些患者往往因最后正常时间超过 4.5 小时时间窗而错失溶栓等再灌注治疗的机会。近年来，影像学技术的发展与临床应用推广使得通过多模态影像技术、超时间窗筛选适合溶栓治疗的患者成为可能。2018 年发表的国际多中心随机对照试验 WAKE-UP 试验即探索能否经磁共振选择醒后或时间不明卒中患者行静脉溶栓治疗。纳入标准要求最后正常时间大于 4.5 小时，同时症状发现时间在 4.5 小时内；所有患者均于入组前接受磁共振检查，影像学入组标准要求存在 DWI 与 FLAIR 序列的不匹配现象，即 DWI 序列可见急性梗死病灶，而 FLAIR 序列相应区域无异常信号，同时排除了大面积梗死患者。其影像学标准的依据为不同序列在显示急性梗死病灶的时间上存在差异，而 DWI-FLAIR 不匹配提示患者真实发病时间可能仍在 4.5 小时时间窗内。结果显示，在经磁共振选择的患者中，静脉溶栓较安慰剂对照组显著提高了功能预后。次年发表的 EXTEND 试验同样采用多中心随机安慰剂对照的方法，探索了 4.5 ~ 9 小时灌注成像指导下静脉溶栓的疗效，最终因 WAKE-UP 研究结果的发表而提前终止。所纳入患者中 64.9% 为醒后卒中，其发病时间从睡眠中点开始计算。所有患者均于随机前接受磁共振灌注成像或 CT 灌注成像检查，纳入标准要求满足"小梗死大缺血"的特征，即灌注成像显示低灌注体积 / 梗死核心体积＞ 1.2，绝对差值＞ 10ml，且梗死核心＜ 70ml。研究结果显示，溶栓组在主要观察指标 90 天 mRS 0 或 1 分的比例上显著优于对照组，因此得到与 WAKE-UP 研究类似的阳性结果。WAKE-UP 与 EXTEND 研究结果证实了经影像学筛选醒后卒中患者行静脉溶栓治疗的有效性，也提示多模态影像学在筛选超时间窗静脉溶栓中的关键作用。同时，需要注意的是一方面无论 WAKE-UP 还是 EXTEND 试验都具有较严格的影像学标准；另一方面，WAKE-UP 试验的全部与 EXTEND 试验的大部分患者均为醒后卒中，这一类患者虽然发病时间按照最后正常时间或睡眠中点时间计算，但实际发病时间可能并非远超传统 4.5 小时时间窗。因此是否可以完全使用多模式影像的"组织窗"代替"时间窗"筛选溶栓患者，还需要进一步研究证实。《中国急性缺血性脑卒中诊治指南 2018》新增推荐：对发病时间未明或超过静脉溶栓时间窗的急性缺血性脑卒中患者，如果不能实施血管内取栓治疗，可结合多模影像学评估是否进行静脉溶栓治疗（Ⅱ级推荐，B 级证据）。未来，对不同的影像学检查标准的研究，如 CT 或磁共振检查手段的比较、不匹配模式的统一等，可能是醒后卒中领域的热点和方向；同时，关于发病时间明确的超时间窗溶栓治疗，期待进一步确凿的研究证据。

二、动脉溶栓

动脉溶栓采用介入手段，于血管栓塞局部直接注射溶栓剂，较之静脉溶栓对大血管闭塞性卒中可能具有更直接的血管再通效果。1990 年 PROACT- Ⅱ试验纳入 180 例发病 6 小时内的大脑中动脉水平段 M1 或岛叶段 M2 闭塞的患者，比较重组尿激酶原联合肝素动脉溶栓与单纯肝素动脉注射的有效性与安全性。结果显示，试验组 3 个月良好神经功能预后率及血管再通率均明显高于对照组，但试验组 24 小时内症状性颅内出血率也高于对照组。2007 年 MELT 试验纳入 114 例急性大脑中动脉闭塞患者，比较了发病 6 小时内尿激酶动脉溶栓与常规治疗组之间的疗效差异，结果提示溶栓组 3 个月良好神经功能预后率较对照组有增高的趋势，且总体治疗效果及出血率与 PROACT-Ⅱ 试验结果一致。以上研究初步证实动脉溶栓较静脉溶栓对大血管闭塞性卒中可能具有更好的疗效。然而随着机械取栓等新的介入技术的进步，动脉溶栓已逐渐退出介入治疗的一线行列，但作为机械取栓的辅助或替代方法，仍然在临床发挥着重要的作用。《中国急性缺血性脑卒中诊治指南 2018》推荐：发病 6 小时内由大脑中动脉闭塞导致的严重卒中且不适合静脉溶栓或未能接受血管内机械取栓的患者，经过严格选择后可在有条件的医院进行动脉溶栓（Ⅰ级推荐，B 级证据）；由后循环大动脉闭塞导致的严重卒中且不适合静脉溶栓或未能接受血管内机械取栓的患者，经过严格选择后可在有条件的单位进行动脉溶栓，虽目前有在发病 24 小时内使用的经验，但也应尽早进行避免时间延误（Ⅲ级推荐，C 级证据）。

静脉溶栓联合动脉溶栓将两种溶栓手段序贯衔接，作为一种新的治疗策略，曾是卒中急救领域的研究热点之一。1999 年，EMS 试验纳入 35 例发病在 3 小时内的患者，比较静脉溶栓联合动脉局部 rt-PA 溶栓与安慰剂联合动脉溶栓的疗效差别，结果显示静脉联合动脉溶栓更易使血管再通。2001 年，IMS Ⅰ 试验以发病 3 小时内且 NIHSS 评分 ≥ 10 分的患者为研究对象，探讨静脉联合动脉溶栓的效果，并将其与 NINDS 试验进行比较，发现联合溶栓组 3 个月的死亡率较 NINDS 试验中静脉溶栓组有下降趋势，症状性颅内出血与 NINDS 试验相似，提示静动脉联合溶栓可能是安全可行的。2007 年 IMS Ⅱ 试验研究在 IMS Ⅰ 试验的基础上，评估了静脉溶栓联合 EKOS 导管辅助动脉溶栓治疗的有效性和安全性，与 NINDS 试验结果对比显示，联合溶栓组在 3 个月良好神经功能预后的比例更高，且死亡率较低。《中国急性缺血性脑卒中诊治指南 2018》推荐对于静脉溶栓或机械取栓未能实现血管再通的大动脉闭塞患者，进行补救性动脉溶栓（发病 8 小时内）可能是合理的（Ⅱ级推荐，B 级证据）。

三、机械取栓

通过机械而非药物方式直接移除血栓、再通血管，被形象地称为"机械取栓术"。机械取栓装置大致可分为两代，第一代主要包括 Merci Retrieval™（2004 年）和 Penumbra Aspiration Systems™（2008 年）。Merci™ 装置是经特别设计的螺旋形镍钛环，可刺入整块血栓中并将之移除，Penumbra™ 装置则在再灌注导管中使用机械血栓分离器结合血栓抽吸。MERCI 试验与 Penumbra 试验分别证实了两种取栓装置对大血管闭塞具有良好的疗效。然而，当以患者神经功能预后等临床结局为首要观察指标时，2013 年同年发表的 IMS Ⅲ、MR RESCUE 及 SYNTHESIS EXAPANSION 等多项随机对照试验均未能得到阳性结果。在上述研究中，使用第一代取栓装置的试验组在获得良好功能预后与降低死亡率等指标上并不优于包括静脉溶栓在内的药物治疗组。分析阴性结果的原因，首先考虑第一代取栓装置再通成功率较低；其次血管内治疗组因术前准备与手术操作，较静脉溶栓组具有更长的治疗延误。此外，考虑不同医生取栓水平差异较大，如审批流程与受试者入组速度上 3 个研究之间存在显著的差异明显，对研究结果也会造成较大影响。

在第一代机械取栓装置折戟临床研究后，2012 年获批的新一代取栓装置 Solitaire™（Covidien）和 Trevo™（Stryker）为机械取栓治疗翻开了新的一页，也里程碑式地将整个取栓的历史分为非支架机械取栓与支架辅助机械取栓两段。在比较两代取栓装置的研究中，SWIFT 试验与 TREVO-2 试验提示新一代取栓装置无论在提高血管成功再通率、改善 3 个月良好神经功能预后率还是降低死亡率上，均强于第一代取栓装置。而在与积极药物治疗的对比上，支架辅助机械取栓在治疗大血管闭塞型卒中上也展示出显著优势。

自 2015—2016 年，共有 6 项随机对照试验对比了以支架辅助机械取栓为主的血管内治疗与积极药物治疗对临床预后影响的差异。其中 MR CLEAN 试验第一个发表其阳性结果。该研究纳入了发病 6 小时内前循环大血管闭塞且 NIHSS 评分 ≥ 2 分的患者，试验组在标准内科治疗的基础上使用血管内治疗（81.5% 使用支架辅助取栓装置），结果明显提高了患者的血管再通率以及功能性预后，且与对照组相比在 30 天死亡率和症状性颅内出血率上无统计学差异。随后发表的 5 项研究 ESCAPE、SWIFT PRIME、EXTEND-IA、REVASCAT 与 THRACE 均得到相似的阳性结果。上述研究中纳入患者均为前循环大血管闭塞型卒中，其中 SWIFT PRIME 与 EXTEND-IA 试验均以发病 6 小时内患者为研究对象，THRACE 研究时间窗为 5 小时，而 REVASCAT 与 ESCAPE 试验纳入标准分别延长至 8 小时与 12 小时。EXTEND-IA 试验额外使用 MRI 或 CT 灌注筛选患者并进行随访，纳入的研究对象中需要满足基线影像学上低灌注区域与梗死核心区域比值大于 1.2，错配绝对值大于 10ml，且梗死核心区域小于 70ml；通过比较取栓前后的灌注成像，发现血管内治疗除提高神经功能预后外，还可改善脑组织的再灌注水平。2016 年一项汇总分析综合了 5 项随机试验（MR CLEAN、ESCAPE、REVASCAT、SWIFT PRIME 和 EXTEND-IA），荟萃结果显示支架取栓组在 90 天的 mRS 评分要显著优于对照组。另一项汇总分析显示越早接受血管内治疗联合药物治疗的患者，3 个月的残疾程度越低。如果血管内治疗时间晚于发病 7.3 小时，则血管内治疗联合药物治疗相对于单纯药物治疗的优势失去统计学意义。上述研究有力地支持了将支架辅助取栓术为主的血管内治疗作为大血管闭塞性卒中急救中的关键手段之一。《急性大血管闭塞性缺血性卒中血管内治疗中国专家共识（2019 年修订版）》推荐：支架取栓装置为急性大血管闭塞性缺血性卒中血管内治疗的首选治疗措施。《中国急性缺血性脑卒中早期血管内介入诊疗指南 2018》推荐：发病 6 小时内的急性缺血性脑卒中患者符合以下标准：发病前 mRS 评分 0 ~ 1 分，明确病因为颈内动脉或大脑中动脉 M1 段闭塞，年龄 ≥ 18 岁，NIHSS 评分 ≥ 6 分以及 ASPECTS 评分 ≥ 6 分时，可采用血管内介入治疗（Ⅰ类推荐，A级证据）。

近年来，随着机械取栓技术的发展进步及其临床应用的推广，相关研究领域也有了更多的进展。

1. 超时间窗取栓治疗 发病至血管再通时间一直被认为是影响缺血性卒中预后的重要因素。随着治疗时间延长，一方面缺血半暗带区域持续缩小，血管再通获益受损；另一方面，血脑屏障进行性破坏，血管再通后可能导致严重的再灌注损伤。然而对于大血管闭塞性卒中的患者，因受累血管为主干动脉，如持续闭塞不通，本身面临严重的不良预后；同时，部分患者即使超过 6 小时时间窗，如能证实存在值得挽救的半暗带区域，可能依然从血管再通治疗中获益。2018 年发表了两项里程碑式研究，通过基线影像学不匹配筛选超 6 小时时间窗的大血管闭塞性卒中患者，成功地扩展了取栓时间窗。DAWN 试验以发病 6 ~ 24 小时临床症状与磁共振梗死体积"不匹配"患者为研究对象，具体标准为：80 岁以上患者，NIHSS 评分 ≥ 10 分而基线梗死核心 < 21ml；年龄在80 岁以下患者，NIHSS 评分 ≥ 10 分而基线梗死核心 < 31ml，或者 NIHSS 评分 ≥ 20 分而基线梗死核心在 31 ~ 50ml。其纳入标准的依据在于严重的神经功能缺损与梗死体积的不匹配提示缺血半暗带组织的存在。纳入患者随机分为机械取栓组与药物治疗组并接收相应治疗；因机械取栓组很快显示出较对照组的显著疗效，DAWN 试验在入组 206例病例后即提前终止研究。研究结果显示经临床与梗死核心不匹配筛选出的超时间窗可以使一半患者的残疾水平得到了改善。另一项 DEFUSE 3 试验则通过 CT 灌注或磁共振灌注成像的手段来筛选具有有利影像学特征的患者，纳入发病 6 ~ 16 小时前循环大血管闭塞患者，具体影像学标准为核心梗死区 < 70ml，低灌注区与梗死区的体积比 > 1.8且不匹配区域体积 > 15ml。结果显示，取栓组近一半患者（45%）达到 90 天 mRS 评分0 ~ 2 分，远高于对照组的 17%。2022 年一项汇总分析（Jovin，2022）综合了来自 6 项随机对照试验共 505 例 6 ~ 24 小时取栓病例，结果显示取栓组的功能预后良好率是对照组的 2.54 倍，而对于 12 ~ 24 小时时间窗内的患者，取栓组预后良好率是对照组的 5.86 倍，具有更大的优势。基于 DAWN 与 DEFUSE 3 试验结果，《中国急性缺血性脑卒中早期血管内介入诊疗指南 2018》推荐：对发病 6 ~ 16 小时影像学明确为前循环大血管闭塞的急性缺血性卒中且符合 DAWN 或 DEFUSE 3 标准的患者，推荐血管内介入治疗（Ⅰ类推荐，A 级证据）；对发病 16 ~ 24 小时影像学明确为前循环大血管闭塞的急性缺血性卒中且符合 DAWN 标准的患者，可采用血管内介入治疗（Ⅱ级推荐，B 级证据）。《急性缺血性卒中血管内治疗中国指南 2018》推荐：距患者最后看起来正常时间在 6 ~ 24 小时的前循环大血管闭塞患者，推荐进行 CT 灌注、磁共振 DWI 或 PWI 检查，帮助筛选适合机械取栓的患者，但是必须符合随机对照研究中的影像和其他标准才可以进行机械取栓治疗（Ⅰ类推荐，A 级证据）。未来期待更多的研究，为进一步扩大超时间窗治疗的适应证、探索 24 小时外取栓治疗等领域提供新的证据。

2. 直接取栓还是桥接治疗　对溶栓时间窗内的大血管闭塞性卒中患者，直接取栓还是静脉溶栓桥接取栓治疗，是卒中急救领域的又一焦点问题。对于近端大动脉闭塞，静脉溶栓一般被认为血管再通率不足，同时可能增加出血等再灌注损伤风险；但同时，静脉溶栓可以快速给药，对于部分患者起到及时改善灌注的作用。近两年来，多项随机对照研究对此问题进行了探索。2020 年发表的 DIRECT-MT 试验纳入中国 41 家分中心共 656 例发病在 4.5 小时以内的前循环大血管闭塞性卒中患者，采用非劣效性检验的方法，旨在证实直接取栓并不劣于桥接治疗。研究结果显示，首要观察指标上，直接取栓组与桥接组 90 天 mRS 评分中位数均为 3 分，比值比的可信区间下限为 0.81，大于预先设置的非劣效性检验最低标准 0.80，因此认为非劣效性成立。在血管再通率、颅内出血、死亡率等指标上，两组间同样未见明显差异。治疗流程上，直接取栓组与桥接组的"随机至股动脉穿刺时间"分别为 31 分钟与 36 分钟，桥接组中 7% 的患者取栓前血管已成功再通，高于直接取栓组的 2.4%，提示取栓前的溶栓治疗并不明显延误手术的开始，并且可使少部分患者血管早期再通。次年发表的来自中国的 DEVT 试验（Zi，2021）与来自日本的 SKIP 试验（Suzuki，2021），采用了与 DIRECT-MT 试验类似的研究设计与非劣效性检验方法。DEVT 研究同样证实直接取栓在预后上不劣于桥接组；而 SKIP 试验中，桥接组的静脉溶栓使用了 0.6mg/kg 的低剂量，最终因两组的比值比可信区间未能高于预设的最低标准而宣布阴性结果。另一项来自欧洲的 MR CLEAN-NO IV 试验（LeCouffe，2021）中，除非劣效性外还预设了直接取栓对桥接治疗的显效性检验。结果显示，在主要观察指标 90 天 mRS 评分上直接取栓组对桥接组的比值比为 0.84，可信区间为 0.62 ~ 1.15，因此，MR CLEAN-NO IV 试验既未发现直接取栓优于桥接治疗，也未能证实直接取栓的非劣效性。综合以上研究，提示直接取栓方案可能并不弱于目前指南所推荐的桥接治疗方案；然而对于符合溶栓适应证的大血管闭塞性卒中患者，应选择何种治疗策略仍然没有结论。上述各项研究结果提示，两种治疗策略之间即使存在优劣之分，其差异也可能是非常细微的。未来研究的方向可能并不在于分辨两者的高下，而是进一步识别出哪些患者更适合直接取栓，哪些需要桥接治疗，以实现个体化治疗的目标。

3. 后循环梗死的取栓治疗　绝大多数取栓试验是以前循环卒中患者为研究对象；而同时后循环脑卒中占缺血性脑卒中的20%～25%，其中基底动脉闭塞患者常伴较高的死亡率或严重致残率，亟需积极有效的治疗手段。2009年一项前瞻性登记研究BASICS Registry共报道了619例急性基底动脉闭塞患者，其中约50%的患者接受了取栓治疗，总体的病死率和残疾率达到了68%。该研究并未证实血管内治疗的疗效，且其取栓病例主要采用了第一代非支架辅助取栓装置。2015年发表的另一项登记研究ENDOSTROKE纳入了148例基底动脉尖闭塞的患者，其中79.8%接受新一代支架辅助取栓装置，再通率达79%，mRS评分0～2分者占34%，病死率为35%。2019年的BEST试验是首个发表的关于后循环取栓的随机对照研究，该研究以发病8小时内急性基底动脉闭塞患者为研究对象，随机分为机械取栓＋标准药物治疗组或标准药物组。研究在纳入131例时因过多的跨组偏倚以及病例入组过慢而提前结束，受限于这两个原因，BEST结果分析并未发现取栓治疗较药物组对临床预后具有显著的差异。2021年发表的BASICS试验（Langezaal，2021）在前期登记研究的基础上，纳入300例发病6小时内基底动脉闭塞患者，随机分为机械取栓组与积极药物治疗组，结果同样未能发现取栓治疗较药物治疗具有显著的疗效。但研究者认为风险比的可信区间较大，可能受限于样本量不足，并不能否认机械取栓的疗效。《急性缺血性卒中血管内治疗中国指南2018》推荐发病在6～24小时的急性基底动脉闭塞患者，可以考虑在影像检查评估后实施机械取栓，或者按照当地伦理委员会批准的血管内治疗随机对照试验进行（Ⅱb类推荐，B级证据）。2022年发表的BAOCHE研究首次得到阳性的结果。该研究联合中国29家中心，纳入218例发病6～24小时的急性基底动脉闭塞患者，并且使用脑桥中脑指数和ASPECTS评分筛选梗死体积较小的患者。经严格的分组干预，结果显示在首要观察指标90天mRS0 3分比例上取栓组为46%，显著优于对照组的24%，而同时取栓组症状性颅内出血风险为6%，高于对照组的1%。因此BAOCHE试验得到结论，对于发病6～24小时的急性基底动脉闭塞患者，取栓治疗较标准药物治疗可以显著提升90天良好功能预后比例，但有增加症状性颅内出血的风险。BAOCHE研究的发表，进一步填补了后循环取栓临床证据的空白。

4. 轻微卒中合并大血管闭塞的取栓治疗　指南中推荐取栓治疗应在 NIHSS 评分大于 6 分的患者中实施，而临床中常有大血管闭塞性卒中患者表现为轻微症状，对这部分患者是否需要立即实施取栓治疗目前仍存在争议。2020 年一项多中心病例对照研究，分析了 598 例入院时 NIHSS 评分 ≤ 5 分的合并大血管闭塞患者，所有患者均接受溶栓治疗，依据溶栓后是否立即给予取栓分为桥接组与单纯溶栓组，其中单纯溶栓组收入病房后暂时观察，如症状进展再考虑进一步介入治疗。研究采用匹配分析方法以减少回顾性研究的选择偏倚，结果发现溶栓后立即取栓治疗的策略并不改善临床预后，反而增加颅内出血的风险。同时，血管闭塞部位对不通治疗策略存在交互作用，当患者为大脑中动脉 M1 段闭塞，溶栓桥接取栓较单纯溶栓可带来显著获益；而在 M2 段闭塞单纯溶栓在预后上优于桥接组。期待未来更多的研究结果为小卒中取栓治疗选择提供依据。

5. 血栓抽吸术对大血管闭塞性卒中的治疗作用　第一代取栓装置 Penumbra 未能显示对大血管闭塞性卒中的显著疗效，而随着技术的进步，使用大口径抽吸导管直接抽吸血栓，展现出其操作迅速等优势。2019 年 COMPASS 研究采用非劣效性检验的方法以比较抽吸取栓术与支架辅助取栓术在治疗大血管闭塞性卒中上的差异。研究纳入 270 例患者，随机分为抽吸组与支架组，将抽吸与支架取栓分别作为首选操作方式，如连续三次操作仍未能成功再通，操作者可依据实际情况选择任意治疗手段。结果显示，抽吸组与支架组首要观察指标 90 天神经功能好转率上分别为 52% 与 50%，而颅内出血率分别为 36% 与 34%。COMPASS 研究最终证实抽吸取栓术不劣于支架辅助取栓术，提示临床可以选择抽吸术作为介入操作的首选方式。2021 年，一项随机对照研究 ASTER2 试验比较了血栓抽吸联合支架辅助取栓与单纯取栓治疗的疗效。结果显示，两组在首要观察指标血管再通率及其他次要指标上都未见显著差异。因此研究者认为两种治疗方式可能差异较小，而现有样本量尚不足以得到阳性结果。目前关于血栓抽吸术，《急性大血管闭塞性缺血性卒中血管内治疗中国专家共识（2019 年）》推荐：首选抽吸取栓装置作为一线治疗可能是合理的。

6. 大面积梗死患者的取栓治疗　大面积脑梗死患者因梗死体积大，值得挽救的缺血组织偏少，且更易发生再灌注损伤风险，常常被排除在研究与临床实践之外。然而，大面积梗死患者本身预后不良，药物治疗往往同样效果不佳，血管的及时再通有可能在限制梗死进一步扩大、改善恶性水肿等方面带来获益。2021 年一项登记研究分析 CT 成像 ASPECT 评分 ≤ 5 分患者的取栓预后，结果显示，对于低 ASPECT 评分患者，取栓后每 5 例患者有 1 例以上可以获得良好结局；而血管成功再通患者预后良好的机会是血管持续闭塞患者的 5 倍以上。2021 年后有三项关于大面积梗死取栓治疗的随机对照试验证据发表，均得到积极的结果。来自日本的 RESCUE-Japan LIMIT 研究纳入 203 例前循环大血管闭塞合并基线 CT 或 MRI 见 ASPECT 评分 3 ~ 5 分患者，随机分为血管内治疗组与内科治疗组，90 天 mRS0 3 分比例分别为 31% 与 12.7%，同时血管内治疗组的颅内出血比例高于内科治疗组；来自欧美国家的 SELECT2 研究以基线 CTP 或 MRASPECT 评分 3 ~ 5 分或梗死体积 ≥ 50ml 为纳入标准，结果显示血管内治疗组患者 20% 获得功能独立预后，而药物治疗组仅为 7%；中国的多中心试验 ANGEL-ASPECT 以基线 ASPECT 评分 3 ~ 5 分或梗死体积 70 ~ 100ml 为研究对象，同样发现血管内治疗可以较积极药物治疗显著提高临床预后，同时可能增加颅内出血风险。以上研究结果显示，对于符合试验纳入标准的大面积梗死患者，临床应考虑积极予血管内治疗实现血管再通。

7. 急诊血管成形术 急诊支架置入术在取栓治疗未能成功再通血管等情况下，作为补救措施可实现迅速再灌注，但同时也存在支架并发症发生风险；术后需积极抗血小板治疗，增加了颅内出血的风险。目前，颅外动脉血管成形术和支架置入术在急性缺血性脑卒中的应用尚需更多研究明确。2009 年 SARIS 研究在静脉溶栓有禁忌或无改善的急性缺血性脑卒中患者中针对责任血管（主要是颅内段）置入支架，结果提示责任血管采取支架置入术可能是有效的额外治疗。《中国急性缺血性脑卒中诊治指南 2018》提出：紧急动脉支架和血管成形术的获益尚未证实，应限于临床试验的环境下使用（Ⅲ级推荐，C 级证据）。

从初期的静脉溶栓治疗到血管内介入治疗，急性缺血性卒中治疗经历了重大变革与进步。综上所述，静脉溶栓仍是血管再通的首选方法，有血管内治疗指征的患者同时符合静脉溶栓标准时，应先接受静脉溶栓，同时桥接机械取栓治疗；以支架辅助机械取栓为主的血管内治疗是大血管闭塞性卒中治疗的关键，且在影像学筛选下时间窗已进一步扩展到发病后 24 小时；在遵循统一指导原则的基础上，溶栓与血管内治疗还应重视个体化治疗方案；针对溶栓取栓的辅助检查，单纯使用 CT 平扫可能已无法满足全部需求，通过多模式影像学评估缺血半暗带及灌注显像，可以帮助更好地筛选患者，提高治疗效率。后循环卒中与前循环大面积梗死患者的取栓治疗已经初步得到临床试验的支持，而小卒中合并大血管闭塞的治疗选择等问题还需进一步的研究结果提供证据支持，未来期待这一研究领域能够获得新的突破。

（周俊山 王 蒙）

参考文献

[1]Emberson J，Lees KR，Lyden P，et al.Effect of treatment delay，age，and stroke severity on the effects of intravenous thrombolysis with alteplase for acute ischaemic stroke：a meta-analysis of individual patient data from randomised trials[J].Lancet，2014，384（9958）：1929-1935.

[2]Asadi H，Dowling R，Yan B，et al.Advances in endovascular treatment of acute ischaemic stroke[J].Intern Med J，2015，45（8）：798-805.

[3]The National Institute of Neurological Disorders and Stroke rt PA Stroke Study Group.Tissue plasminogen activator for acute ischemic stroke[J].N Engl J Med，1995，333（24）：1581-1587.

[4]Hacke W，Kaste M，Bluhmki E，et al.Thrombolysis with alteplase 3 to 4.5 hours after acute ischemic stroke[J].N Engl J Med，2008，359（13）：1317-1329.

[5]Davis SM，Donnan GA，Parsons MW，et al.Effects of alteplase beyond 3h after stroke in the Echoplanar Imaging Thrombolytic Evaluation Trial（EPITHET）：a placebo-controlled randomised trial[J].Lancet Neurol，2008，7（4）：299-309.

[6]Wahlgren N，Ahmed N，Dávalos A，et al.Thrombolysis with alteplase 3-4.5h after acute ischaemic stroke（SITS-ISTR）：an observational study[J].Lancet，2008，372（9646）：1303-1309.

[7]Sandercock P，Wardlaw JM，Lindley RI，et al.The benefits and harms of intravenous thrombolysis with recombinant tissue plasminogen activator within 6h of acute ischaemic stroke（the third international stroke trial[IST-3]）：a randomised controlled trial[J].Lancet，2012，379（9834）：2352-2363.

[8]Levine SR，Khatri P，Broderick JP，et al.Review，historical context，and clarifications of the NINDS rt-PA stroke trials exclusion criteria：Part 1：rapidly improving stroke symptoms[J].Stroke，2013，44（9）：2500-2505.

[9]中华医学会神经病学分会，中华医学会神经病学分会脑血管病学组.中国急性缺血性脑卒中诊治指南2018[J].中华神经科杂志，2018，51（9）：666-682.

[10]Anderson CS，Robinson T，Lindley RI，et al.Low-dose versus standard-dose intravenous alteplase in acute ischemic stroke[J].N Engl J Med，2016，374（24）：2313-2323.

[11]Powers WJ，Rabinstein AA，Ackerson T，et al.2018 Guidelines for the Early Management of Patients With Acute Ischemic Stroke：A Guideline for Healthcare Professionals From the American Heart Association/American Stroke Association[J].Stroke，2018，49（3）：e46-e110.

[12]Powers WJ，Rabinstein AA，Ackerson T，et al.Guidelines for the Early Management of Patients With Acute Ischemic Stroke：2019 Update to the 2018 Guidelines for the Early Management of Acute IschemicStroke：A Guideline for Healthcare Professionals From the American HeartAssociation/American Stroke Association[J].Stroke，2019，50（12）：e344-e418.

[13]Campbell BC，Mitchell PJ，Churilov L，et al.Tenecteplase versus alteplase before endovascular thrombectomy（EXTEND-IA TNK）：A multicenter，randomized，controlled study[J].Int J Stroke，2018，13（3）：328-334.

[14]Logallo N，Novotny V，Assmus J，et al.Tenecteplase versus alteplase for management of acute ischaemic stroke（NOR-TEST）：a phase 3，randomised，open-label，blinded endpoint trial[J].Lancet Neurology，2017，16（10）：781-788.

[15]Campbell BCV，Mitchell PJ，Churilov L，et al.Effect of Intravenous Tenecteplase Dose on Cerebral Reperfusion Before Thrombectomy in Patients With Large Vessel Occlusion Ischemic Stroke：The EXTEND-IA TNK Part 2 Randomized Clinical Trial[J].JAMA，2020，323（13）：1257-1265.

[16]Thomalla G，Simonsen CZ，Boutitie F，et al.MRI-Guided Thrombolysis for Stroke with Unknown Time of Onset[J].N Engl J Med，2018，379（7）：611-622.

[17]Ma H，Campbell BCV，Parsons MW，et al.Thrombolysis guided by perfusion imaging up to 9 hours after onset of stroke[J].N Engl J Med，2019，380：1795-1803.

[18]Furlan A，Higashida R，Wechsler L，et al.Intra-arterial prourokinase for acute ischemic stroke.The PROACT II study：a randomized controlled trial.Prolyse in Acute Cerebral Thromboembolism[J].JAMA，1999，282（21）：2003-2011.

[19]Ogawa A，Mori E，Minematsu K，et al.Randomized trial of intraarterial infusion of urokinase within 6 hours of middle cerebral artery stroke：the middle cerebral artery embolism local fibrinolytic intervention trial（MELT）Japan[J].Stroke：A Journal of Cerebral Circulation，2007，38（10）：2633-2639.

[20]Lewandowski CA，Frankel M，TA Tomsick，et al.Combined intravenous and intra-arterial r-TPA versus intra-arterial therapy of acute ischemic stroke：Emergency Management of Stroke（EMS）Bridging Trial[J].Stroke，1999，30（12）：2598-2605.

[21]IMS Study Investigators.Combined intravenous and intra-arterial recanalization for acute ischemic stroke：the Interventional Management of Stroke Study[J].Stroke，2004，35（4）：904-911.

[22]IMS II Trial Investigators.The Interventional Management of Stroke（IMS）II Study[J].Stroke，2007，38（7）：2127-2135.

[23]Smith WS，Sung G，Starkman S，et al.Safety and efficacy of mechanical embolectomy in acute ischemic stroke：results of the MERCI trial[J].Stroke，2005，36（7）：1432-1438.

[24]Penumbra Pivotal Stroke Trial Investigators.The penumbra pivotal stroke trial：safety and effectiveness of a new generation of mechanical devices for clot removal in intracranial large vessel occlusive disease[J].Stroke，2009，40（8）：2761-2768.

[25]Broderick JP，Palesch YY，Demchuk AM，et al.Endovascular therapy after intravenous t-PA versus t-PA alone for stroke[J].N Engl J Med，2013，368（10）：893-903.

[26]Kidwell CS，Jahan R，Gornbein J，et al.A trial of imaging selection and endovascular treatment for ischemic stroke[J].N Engl J Med，2013，368（10）：914-923.

[27]Ciccone A，Valvassori L，Nichelatti M，et al.Endovascular treatment for acute ischemic stroke[J].N Engl J Med，2013，368（10）：904-913.

[28]Saver JL，Jahan R，Levy EI，et al.Solitaire flow restoration device versus the Merci Retriever in patients with acute ischaemic stroke（SWIFT）：a randomised，parallel-group，non-inferiority trial[J].Lancet，2012，380（9849）：1241-1249.

[29]Nogueira RG，Lutsep HL，Gupta R，et al.Trevo versus Merci retrievers for thrombectomy revascularisation of large vessel occlusions in acute ischaemic stroke（TREVO 2）：a randomised trial[J].Lancet，2012，380（9849）：1231-1240.

[30]Berkhemer OA，Fransen PS，Beumer D，et al.A randomized trial of intraarterial treatment for acute ischemic stroke[J].N Engl J Med，2015，372（1）：11-20.

[31]Goyal M，Demchuk AM，Menon BK，et al.Randomized assessment of rapid endovascular treatment of ischemic stroke[J].N Engl J Med，2015，372（11）：1019-1030.

[32]Saver JL，Goyal M，Bonafe A，et al.Stent-retriever thrombectomy after Intravenous t-PA vs.t-PA alone in Stroke[J].N Engl J Med，2015，372（24）：2285-2295.

[33]Campbell BC，Mitchell PJ，Kleinig TJ，et al.Endovascular therapy for ischemic stroke with perfusion-imaging selection[J].N Engl J Med，2015，372（11）：1009-1018.

[34]Jovin TG，Chamorro A，Cobo E，et al.Thrombectomy within 8 hours after symptom onset in ischemic stroke[J].N Engl J Med，2015，372（24）：2296-2306.

[35]Bracard S，Ducrocq X，Mas JL，et al.Mechanical thrombectomy after intravenous alteplase versus alteplase alone after stroke（THRACE）：a randomised controlled trial[J].Lancet Neurology，2016，15（11）：1138-1147.

[36]Goyal M，Menon BK，van Zwam WH，et al.Endovascular thrombectomy after large-vessel ischaemic stroke：a meta-analysis of individual patient data from five randomised trials[J].Lancet，2016，387（10029）：1723-1731.

[37]Saver JL，Goyal M，van der Lugt A，et al.Time to treatment with endovascular thrombectomy and outcomes from ischemic stroke：ameta-analysis[J].JAMA，2016，316：1279-88.

[38]国家卫生健康委脑卒中防治工程委员会，中华医学会神经外科学分会神经介入学组，中

华医学会放射学分会介入学组，等.急性大血管闭塞性缺血性卒中血管内治疗中国专家共识（2019年修订版）[J].中华神经外科杂志，2019，35（9）：868-879.

[39]Turk AS，Siddiqui A，Fifi JT，et al.Aspiration thrombectomy versus stent retriever thrombectomy as first-line approach for large vessel occlusion（COMPASS）：a multicentre，randomised，open label，blinded outcome，non-inferiority trial.Lancet，2019，393（10175）：998-1008.

[40]Nogueira RG，Jadhav AP，Haussen DC，et al.Thrombectomy 6 to 24 Hours after Stroke with a Mismatch between Deficit and Infarct[J].N Engl J Med，2018，378（1）：11-21.

[41]Wheeler HM，Mlynash M，Inoue M，et al.Early Diffusion Weighted Imaging and Perfusion Weighted Imaging Lesion Volumes Forecast Final Infarct Size in DEFUSE 2[J].Stroke；a journal of cerebral circulation，2013，44（3）：681.

[42]Albers GW，Marks MP，Kemp S，et al.Thrombectomy for Stroke at 6 to 16 Hours with Selection by Perfusion Imaging[J].N Engl J Med，2018，378（8）：708-718.

[43]中华医学会神经病学分会，中华医学会神经病学分会脑血管病学组，中华医学会神经病学分会神经血管介入协作组.中国急性缺血性脑卒中早期血管内介入诊疗指南2018[J].中国神经科杂志，2018，51（9）：683-691.

[44]中国卒中学会，中国卒中学会神经介入分会，中华预防医学会卒中预防与控制专业委员会介入学组.急性缺血性卒中血管内治疗中国指南2018[J].中国卒中杂志，2018，13（7）：706-729.

[45]Yang Pengfei，Zhang Yongwei，Zhang Lei，et al.Endovascular Thrombectomy with or without Intravenous Alteplase in Acute Stroke[J].New England Journal of Medicine，2020，382（21）：1981-1993.DOI：10.1056/NEJMoa2001123.

[46]Schonewille WJ，Wijman CA，Michel P，et al.Treatment and outcomes of acute basilar artery occlusion in the Basilar Artery International Cooperation Study（BASICS）：a prospective registry study[J].Lancet Neurol，2009，8（8）：724-730.

[47]Singer OC，Berkefeld J，Nolte CH，et al.Mechanical recanalization in basilar artery occlusion：the ENDOSTROKE study[J].Ann Neurol，2015，77（3）：415-424.

[48]Liu X，Dai Q，Ye R，et al.Endovascular treatment versus standard medical treatment for vertebrobasilar artery occlusion（BEST）：an open-label，randomised controlled trial[J].Lancet Neurol，2020，19（2）：115-122.

[49]Levy EI，Siddiqui AH，Crumlish A，et al.First Food and Drug Administration-approved prospective trial of primary intracranial stenting for acute stroke：SARIS（stent-assisted recanalization in acute ischemic stroke）[J].Stroke，2009，40（11）：3552-3556.

第二章

急性缺血性卒中病因及发病机制

缺血性脑卒中是一组以脑内血运障碍，脑组织缺血、缺氧所致局限性脑组织缺血坏死和软化为特征的临床综合征。急性缺血性卒中是急性发病、短期内即造成脑组织缺血死亡的临床急症。急性脑卒中的诊断过程就是寻找疾病危险因素、病因和发病机制的过程。

一、危险因素

近期在全球范围内进行的 INTERSTROKE 研究结果显示：脑梗死风险中的 90% 可归咎于 10 个危险因素，它们依次是高血压病、吸烟、腰臀比过大、饮食不当、缺乏体育锻炼、糖尿病、过量饮酒、过度的精神压力及抑郁、有基础心脏疾病和高脂血症，以上多数危险因素都是可控的。

二、病因及发病机制

急性缺血性脑卒中具体的病因及其作用机制复杂。目前国际上主要基于 TOAST 病因分型或其改良的分型策略对急性脑卒中患者病因及发病机制进行归类。我国学者在参考 TOAST 分型基础上，结合中国缺血性脑卒中特点，提出中国缺血性脑卒中亚型（CISS 分型）。无论哪种分型方法，大的分型框架基本一致。大体可以将急性缺血性脑卒中的病因分为心源性和非心源性。非心源性急性缺血性脑卒中包含大动脉粥样硬化、小动脉闭塞、其他病因及原因不明四种类型。

急性缺血性脑卒中病因及发病机制如图 2-1 所示（Gao S，2011）。

1. 心源性脑卒中　血栓来源于心脏，伴有心房纤颤患者超过 20%，其中容易忽略的往往是阵发性心房颤动或隐性心房颤动，这部分患者需要反复心电图、Holter 检测甚至长程心电监测才能发现。此外，心房扑动、心脏瓣膜病、感染性心内膜炎、心肌病、心脏黏液瘤、卵圆孔未闭、心脏衰竭等都是心源性脑卒中的病因。心脏超声包括经食管超声可能发现心脏结构、功能、是否有附壁血栓等的变化，对确定心脏来源的栓子有一定价值。

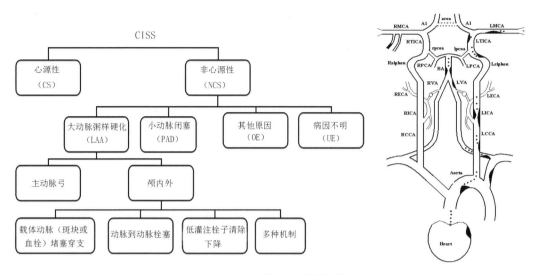

图2-1 急性缺血性脑卒中病因及发病机制

案例一：患者69岁，突发头昏伴左侧肢体无力2.5小时，有高血压、心房纤颤、陈旧性心肌梗死病史。门诊头颅CT排除出血，急诊动脉内取栓术后收入病房。体征：血压正常，双眼右侧凝视，左鼻唇沟变浅，左侧肢体肌力3级，左巴氏征阳性。住院颈部血管超声检查：双侧颈动脉及椎动脉未见动脉粥样斑块。血栓病理检查为"红色血栓"。复查磁共振灌注成像及取栓前后DSA影像结果如下（图2-2）：

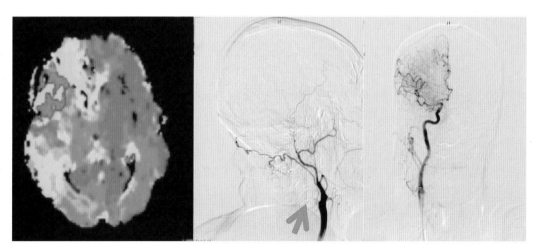

图2-2 复查磁共振灌注成像及取栓前后DSA影像

注：PWI（左）显示右侧半球大面积灌注不足，提示颈内动脉供血区急性梗死；DSA取栓前（中）显示右侧颈内动脉不显影，考虑急性闭塞；取栓后DSA（右）显示右颈内动脉开通，恢复血液贯注。开通血管管壁光滑，无显著动脉硬化，无局部斑块及明显狭窄。结合患者有心脏病史，心房纤颤，病因和发病机制考虑为心源性脑卒中。

2. 非心源性脑卒中

（1）大动脉粥样硬化：可以引起粥样硬化血栓性穿支闭塞、动脉到动脉栓塞、低灌注/血栓清除障碍及多机制混合。

案例二：患者男性，68岁，左肢体无力1小时入院。有高血压、糖尿病病史，门诊急诊CT排除出血，急诊取栓治疗后收入院。体征：血压136/83mmHg，左中枢性面瘫，心脏无扩大、听诊正常，左上肢肌力0级、左下肢3级，病理征阴性。24小时动态心电图：窦性心律，偶发室性期前收缩；超声心动图：心脏结构正常，左室舒张功能稍差。PWI、MRA及DSA结果如下（图2-3）：

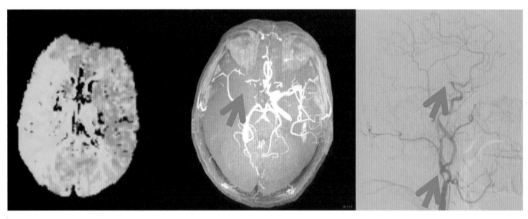

图2-3　PWI、MRA及DSA结果

注：PWI（左）显示右侧半球大脑中动脉分布区血液灌注不足；CTA（中）显示动脉硬化，右大脑中动脉不显影；DSA（右）显示右大脑中动脉闭塞同时右侧颈内动脉起始段明显狭窄。病因及发病机制：大动脉粥样硬化型。

（2）小动脉闭塞：一般指直径100～200μm穿支动脉闭塞，血管壁病变可以是粥样硬化，也可以是血管玻璃样变性及纤维素样坏死，血管壁病变引起血管管腔狭窄，当有微血栓形成或微栓子脱离阻塞血管，发生缺血性梗死。由于微小血管多为终末动脉，引起的梗死病灶小，坏死组织容易被吸收形成小囊腔，称为腔隙性梗死。很显然，在所有急性缺血性脑卒中中，动脉粥样硬化是最常见的病因。

案例三：患者男性，63岁，突发言语不清115分钟。既往有高血压病史。体征：神清，部分性运动性失语，双侧瞳孔等大等圆，光反射灵敏，左侧鼻唇沟浅，伸舌偏左，左侧肢体肌力5⁻级，肌张力稍低，腱反射（+），病理征未引出，NIHSS评分3分。颈部血管超声检查未见明显异常。头颅CT、MRI及MRA结果如下（图2-4）：

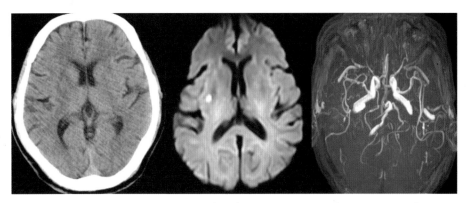

图2-4 头颅CT、MRI及MRA

注：头颅 CT：老年性脑改变，两侧脑室少许腔隙性脑梗死。MRI：右侧岛叶皮层下急性腔隙性脑梗死灶。双侧脑额顶叶皮层下、两侧脑室旁及两侧基底节区多发腔隙性脑梗死、缺血灶。MRA 示：头颈动脉硬化症。病因及发病机制：小动脉闭塞型。

（3）其他病因：包括血流动力学改变，可以在原有颈部及颅内动脉狭窄基础上造成分水岭区梗死；血液成分的改变，真性红细胞增多症、高黏血症、高纤维蛋白原血症、血小板增多症、口服避孕药等均可致血栓形成。少数病例可有高水平的抗磷脂抗体、蛋白 C、蛋白 S 或抗血栓Ⅲ缺乏，甚至肿瘤性病变均可能影响凝血功能从而导致颅内血栓；颅内动脉炎、血管痉挛、扭曲、压迫都可以是急性缺血性脑卒中的病因。

案例四：患者男性，66 岁，言语不清伴右侧肢体乏力 2.5 小时。既往高血压、血管性痴呆病史。阳性体征：神志嗜睡，双侧瞳孔等大等圆，反射灵敏，左侧凝视。右侧鼻唇沟稍浅，右侧肢体肌力 0 级，双侧巴氏征（＋）。NIHSS 14 分。

头颅 MRI、DSA 如图 2-5 所示：

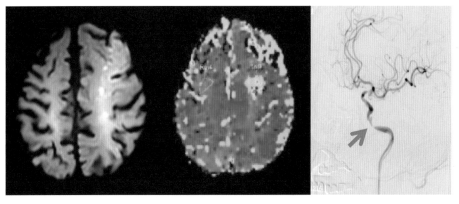

图2-5 头颅MRI、DSA

注：头颅 MRI：DWI 显示：左侧大脑半球额顶叶分水岭区急性梗死；PWI 显示左大脑半球相应区域血液灌注减低、延迟。DSA：左侧颈内动脉 C3 段重度狭窄伴瘤样改变，考虑颈内动脉夹层。病因及发病机制：颈动脉内膜夹层所致颈内动脉重度狭窄（红箭头）引起分水岭区梗死。

（4）病因不明：有些病因比较容易通过相关检查确定，然而仍然有少部分患者，穷尽所有检查，也难以明确其具体病因及发病机制，或病因过于复杂，混杂因素造成病因辨别困难，只能归类于不明原因缺血性脑卒中。

案例五：患者女性，31岁，突发左侧肢体乏力3小时。既往体健，否认服药史。体征：血压正常，双眼右侧凝视，左侧鼻唇沟变浅，左侧上下肢肌力0级。辅助检查：血常规、血糖、血脂、抗心磷脂抗体、炎症及免疫生化指标、心脏超声、经食管超声、颈部血管超声、24小时长程心电图均正常。头颅MRI、MRA检查及取栓前DSA结果如下（图2-6）：

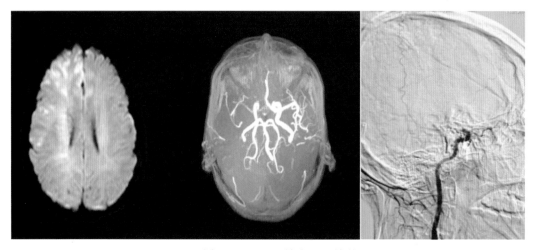

图2-6　头颅MRI、MRA检查及取栓前DSA

注：MRI检查：DWI成像（左）显示右侧半球额叶颞叶高信号；取栓前MRA（中）显示右前交通动脉、右侧大脑前动脉及大脑中动脉不显影或显影不佳；DSA显示右颈内动脉闭塞。血管无明显动脉粥样硬化表现，所有相关检查未发现明确病因。

需要强调的是，急性缺血性脑卒中的病因及发病机制的判断绝不是仅仅根据患者临床表现或者一次简单的CT扫描或普通心电图检查，往往需要结合多种必要检查手段仔细筛查综合分析才能做出相对准确的判断。通过血液生化检测、超声技术、磁共振扫描、血管成像技术等进一步判定动脉粥样硬化是否伴有大动脉狭窄，有无斑块及其是否易损、病灶大小、部位、孤立或多发、是否累及穿支动脉综合判定其病因和发病机制。对具体患者的病因及发病机制的判断按证据强度可以使用可能、很可能及肯定三个等级进行分别归类。

总之，缺血性脑卒中病因多种多样，其发病机制十分复杂。在临床实践中，针对缺血性脑卒中病因及发病机制的分型诊断，除了需要细致的临床症状体征收集，更需要结合各种现代先进检测手段，对患者心脏、大血管、分支血管、穿支血管、微血管结构功能都应有全面的评估，对心血管病变的部位、范围、性质、形态特点等有清晰的认识。除关注心血管系统病变外，对系统性原因，如全身炎症、肿瘤、免疫系统、血液系统疾病等相对少见机制也要有充分认知。尽可能明确病因及发病机制，为进一步针对患者的个体化精准治疗具有十分重要的意义。

（田有勇　邓齐文）

参考文献

[1]O'Donnell MJ，Xavier D，Liu L，et al.INTERSTROKEinvestigators.Risk factors for ischaemic and intracerebral haemorrhagic stroke in 22 countries（the INTERSTROKE study）：a case-control study[J].Lancet，2010，376（9735）：112.

[2]Gao S，Wang YJ，Xu AD，et al.Chinese ischemic stroke subclassification[J].Front Neurol，2011，2（6）：1.

第三章 急性缺血性卒中缺血半暗带影像学评估进展

缺血半暗带（ischemic penumbra，IP）最初于 1977 年由 Astrup 等提出，指围绕梗死中心的周围缺血性脑组织，其电活动中止，但保持正常的离子平衡和结构上的完整。随着研究的进展，脑缺血演变的新模型也被提出，国外学者将脑缺血部位划分为四个区，即中心梗死区、弥散异常区、灌注异常区和最外层的良性水肿组织（图 3-1）。

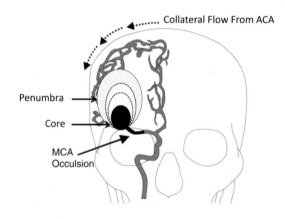

图3-1　急性缺血性卒中缺血半暗带

基于新的缺血模型，弥散 – 灌注不匹配的区域被称之为缺血半暗带，而各种模式的 CT 和磁共振检查也应运而出，为缺血半暗带的快速判定提供影像学支撑依据。2018 年急性脑缺血性脑卒中诊治指南推荐，在不影响溶栓和取栓的情况下，应行血管病变检查（Ⅱ级推荐，C 级证据）；必要时根据起病时间及临床特征行多模影像评估，以决定是否进行血管内取栓（Ⅱ级推荐，A 级证据）。

一、缺血半暗带CT成像评估

CT 灌注成像（CTP）应用于急性缺血性脑卒中患者诊断时，关键在于各个循环参数的改变，而正常脑组织、缺血半暗带、梗死核心区的脑血流变化会导致循环改变，进而辅助我们综合各项参数以判定分析缺血半暗带。CTP 的常见参数有：CBV 脑血容量；

CBF 脑血流量；MTT 平均通过时间；rMTT 局部平均通过时间；rDT 局部延迟时间。在 CTP 灌注参数中，核心梗死区在 CBV、CBF 方面均下降，IP 区域的 CBF 下降而相应的 CBV 保持不变甚至增加，这是 IP 区侧支循环建立及血管代偿性扩张的结果，而 CBV 与 CBF 不匹配的区域即为 IP。目前应用 CTP 判定缺血半暗带的方法中普遍认可的主要有对比法（患侧 CBF/ 健侧 CBF）和不匹配法（CBF 与 CBV 不匹配），由于患者的个体差异，理论上对比法较不匹配法对半暗带的判定更准确（图 3-2）。

研究证明，当 CBF 下降程度小于 50% 可认为该组织存在存活的可能性，当其下降大于 66% 时，该部分组织死亡可能性增大；而当 CBF 下降大于 80%，该区域脑组织基本死亡，提示无可逆缺血半暗带。rMTT 是脑血流动力学重要参数之一，对区分正常脑和缺血脑极敏感，但对缺血损害程度、发生脑梗死危险性评价不如 rCBF 和 rCBV；rMTT 可作脑灌注压的测量指标，当 rMTT（患侧 / 健侧）比值＞ 1.63 时应给予治疗。Wintermark 等研究认为，rMTT 大于 145% 为判定缺血组织的最佳阈值，而 rCBV 小于 2.0ml/100g 脑组织可确定核心梗死区，rMTT 与 rCBV 不匹配即为 IP。Bivard 等认为，rDT 大于 2 秒为判定低灌注时间的阈值，同时，CBF 与对侧相比小于 40% 联合 rDT 大于 2 秒可区分核心梗死区与半暗带组织。

各项研究中所得到的 CTP 参数阈值特异性和敏感性均不同，提示任何的参数阈值都只是反应一定人群的平均水平。Pan 等研究利用 ROC 分析得出划分半暗带和梗死区范围的最佳阈值为：rMTT ≥ 150% 及 rCBV ≤ 60%。而当前，由于缺血区新模型概念的深入，且传统方法未考虑 CT 灌注成像时对比剂循环延迟和扩散造成的影响，存在过度计算 IP 的可能，即 IP 区域包含最外层良性水肿组织，或增加溶栓后出血转化风险。Kamalian 等进行大样本统计分析后认为，当 rMTT 大于 150% 或 MTT 绝对值大于 13.5 秒时，可有效区分缺血组织和良性水肿组织。

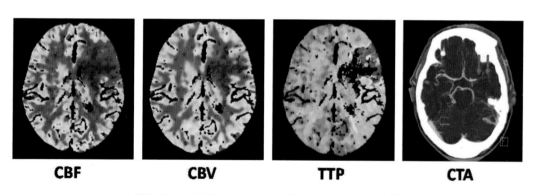

图3-2 CTP显示大脑中动脉栓塞患者缺血半暗带

关于 CTP 的优势，主要包括扫描时间短、无须考虑金属移植物伪影影响、检查费用相对低廉等。同时 CTP 也存在一定的缺陷，如受扫描机器、后处理方法、数学算法及容易受患者个体差异影响，不同参数判定 IP 和核心梗死区的阈值也存在差异，可比性较差。

二、缺血半暗带MR成像评估

1. 弥散加权成像　磁共振弥散加权成像（DWI）是诊断急性脑梗死最重要、最基础的序列，是发病早期测量脑梗死范围的最为有效方法。研究发现，在超急性期、急性期 DWI 呈高信号，表观扩散系数（ADC）图表现为低信号，而亚急性期和慢性期 DWI 呈等 / 低信号，ADC 图表现为高信号。脑梗死时 DWI 的高信号界定了梗死区范围，而 ADC 的定量分析提示 ADC 值可以在能量代谢衰竭之前，即脑组织完全梗死之前下降。说明 DWI 的升高不仅仅代表核心梗死区，也具有提示半暗带的潜力。

有研究报道，ADC 值比主观上 DWI 高信号更能精确反应梗死范围，量化 ADC 值更为准确、客观，同时还避免了 T_2 透射效应，但 ADC 测量梗死范围具有一定阈值，当 ADC 值处于某特定范围时，ADC 预测梗死范围具有较高的敏感度和特异度。脑缺血早期因细胞外大量水分子进入细胞内，导致细胞外间隙变小，同时加之细胞肿胀，细胞外间隙曲度增大，脑组织总弥散程度减少，ADC 值降低，在超早期最低。脑缺血持续一段时间后 ADC 值逐渐恢复至正常水平，梗死灶中心 ADC 值随着时间延长呈增高趋势，于 8 ~ 14 天出现假性正常化，于慢性期高于正常水平，ADC 和时间具有显著相关。ADC 恢复正常可能与脑组织受损加重、细胞溶解限制性弥散减少而自由弥散增多等相关，提示缺血脑组织已发生不可逆坏死，及时恢复血流灌注亦不可挽救。因此，DWI 能在超急性期显示出梗死范围，通过与不同序列进行参照对比，根据梗死中心区与梗死周边 ADC 值差异可分辨出不可逆及可逆性缺血组织（IP），进而指导临床进行有效治疗。

2. 灌注 – 扩散成像不匹配成像　灌注加权成像（PWI）常采用动态磁敏感对比增强（DSC）成像技术，通过对比剂团注追踪技术进行动态增强扫描，依靠对比剂磁化率改变引起信号变化的原理成像，是最早应用评估缺血半暗带的磁共振序列。经处理后可得出相应灌注成像的参数如脑血流量（CBF）、脑血容量（CBV）、平均通过时间（MTT）、达峰时间（TTP）等。如果脑灰质 CBF < 20ml/（100mg·min）或者脑白质 CBF < 12.3ml/（100mg·min），则脑组织即将坏死。而 MTT 的时间阈值在脑灰白质分别为 6.8 秒和 7.1 秒（表 3–1）。

表3-1 缺血半暗带CT/MRI评估参数

参数	CT	MRI
CBF	50% < CBF < 80%	灰质 CBF < 20ml/（100mg·min） 白质 CBF < 12.3ml/（100mg·min）
CBV	rCBV ≤ 60%；rCBV < 2.0ml/100g	
MTT	rMTT ≥ 150%，MTT > 13.5 秒	
DT	rDT > 2.0 秒	

CBV：脑血容量；rCBV：相对脑血容量；CBF：脑血流量；MTT：平均通过时间；rMTT：相对平均通过时间；rDT：相对延迟时间。

研究表明，CBF 下降和 MTT 延长是组织缺血的相对敏感指标，但存在过分估计最终梗死面积的可能性；TTP 图上脑灰、白质之间无明显区别，可以清楚显示病变的范围和边界，也是研究 IP 常用的参数。目前，灌注 - 扩散不匹配（PDM）视为临床判断 IP 的"金标准"，可以对缺血范围、程度、类型做出评价（图3-3）。回顾性研究发现，PWI 的病灶面积比 DWI 病灶面积大 2.6 倍时早期再灌注的治疗效果最好。而目前一般认为，PWI/DWI ≥ 1.2 是启动静脉溶栓治疗的指征。

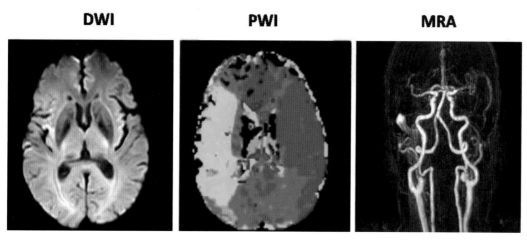

图3-3 磁共振灌注–扩散不匹配

DIAS、DEDAS 等大型临床试验均显示，在一个更迟的时间窗（3 ~ 9 小时）内，基于 PDM 理论的溶栓仍是安全有效的；另有两个多中心研究 DEFUSE 和 EPITHET 显示对于症状发生后 3 ~ 6 小时存在 PDM 不匹配的患者进行早期溶栓治疗可提高获得良好临床疗效的概率，而无不匹配的患者似乎不能从溶栓中受益，这提示可用 PDM 来选择适合早期溶栓的患者，并排除不能从溶栓中受益患者。2018 版《中国急性缺血性脑卒中诊治指南》结合 DAWN 和 DEFUSE 3 研究结果，推荐对发病后 6 小时内可完成股动脉穿刺者、距最后正常时间 6 ~ 16 小时者（Ⅰ级推荐，A 级证据）、距最后正常时间 16 ~ 24 小时者（Ⅱ级推荐，B 级证据），经严格临床及影像学评估，可进行血管内机械取栓治疗。但是与 CTP 类似的是，目前划分梗死核心、缺血半暗带的参数划分及预估尚存在人为误差，一些自动识别软件如 RAPID 虽已成为多项临床试验的标准，但仍存在着质疑之声且缺乏广泛的临床应用（图 3-4）。

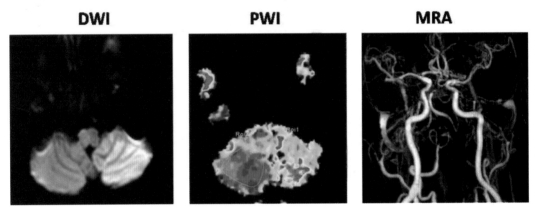

图3-4　磁共振灌注成像显示后循环脑梗死

3. 磁敏感成像（SWI） 是对含铁血黄素和脱氧血红蛋白等顺磁性物质极为敏感的技术，所以可以检出脑缺血发生后局部脑组织的血流速度、代谢率及脱氧血红蛋白含量的变化，显示缺血灶及其周围异常血管改变，从而间接反映缺血脑组织的血流灌注状态。

SWI 可以提示缺血半暗带的机制为：急性脑缺血时，受累血管狭窄或闭塞，侧支循环大量开放，处于梗死核心周围的缺血半暗带，处于低灌注状态，血流速度相对缓慢，组织氧摄取分数（OEF）增高，进而脱氧血红蛋白含量显著增高，血氧饱和度相应减低，SWI 因对脱氧血红白蛋白等的高敏感性，可以增强静脉血管与周围组织的对比，显示侧支循环血管。Hung-wen 等人通过比较 DWI、PWI 和 SWI 在急性脑梗死患者中的应用，认为 DWI-SWI 和 PDM 之间有类似的表现。

4. 动脉自旋标记法（ASL） 利用动脉血内水分子作为内在自由弥散标志物，利用脉冲序列将 ROI 上游的质子标记，经过一定反转恢复时间，对 ROI 关注后进行成像，得到标记像，将此图像与未标记图像进行剪影，获得 rCBF 图像。相对 DSA 技术而言，ASL 无创、非侵袭性、无须外源性对比剂，虽然只有 CBF 一个参数，却可精确显示病变部位血流灌注情况。

Bivard 等研究表明，DWI 和 ASL 不匹配区域可以显示急性脑卒中患者潜在的可恢复功能的脑组织（IP）。有国外研究显示，ASL 技术对显示脑梗死高灌注及低灌注边缘高信号（提示侧支循环）可能更敏感，因此可作为急性脑卒中患者评价 IP 的常规 MRI 检查，为临床治疗方案提供有价值的信息。

5. 磁共振波谱成像　磁共振波谱（MRS）是利用磁共振现象和化学位移作用进行特定原子核及其化合物定量分析的方法，与 MRI 不同的是 MRS 主要检测组织内的一些化合物的含量和代谢物的浓度，从而反应组织细胞的代谢状况。

脑梗死时 MRS 所测定的代谢产物包括：N- 乙酰基天门冬氨酸（NAA）、肌酸复合物（Cr）、胆碱复合物（Cho）、Lac 等。Beauchamp 等认为急性脑梗死发现 Lac 峰，NAA 峰正常或略低，而 DWI 无异常时提示存在缺血半暗带，患者仍能从溶栓治疗中获益。

近期研究证明，MRS 在急性脑梗死时的特征变化是早期出现 Lac 峰，升高程度反应脑缺血的严重程度。NAA 是成熟神经元的内标志物，反应神经元的数量及功能状态，NAA 的减少标志着神经元的丧失和功能受损。

国内钟高贤等人研究结果提示，Lac 浓度升高和 NAA 水平下降是超早期脑梗死核心区最主要表现，Lac 升高而 NAA 正常或轻度下降（< 14%）的区域可能为缺血半暗带，而 Lac 升高 NAA 明显降低（16% ~ 34%）的区域为不可逆损伤区。

相比于 CTP，MRI 具有检测时间长，具有禁止金属或其他铁磁性物体的禁忌证等固有缺陷，但同时，MRI 目前在检测梗死核心区域等方面具有显著的优势，且具有多个序列可供检测，在临床研究方面可能具有更加广阔的前景。

三、缺血半暗带PET成像评估

PET 局部脑氧代谢率（CMRO$_2$）、局部脑血流量和局部脑血容量的联合测定，对于研究急性脑梗死的发展过程、卒中危险的预测有着重要意义。PET 能够实现对活体组织 CBF 和 CMRO$_2$、局部摄氧率（OEF）之间关系的评估。在正常脑组织中，CBF 和 CMRO$_2$ 之间有一定的线性关系，且全脑 OEF 是一致的。而在缺血半暗带中，随着 CBF 和 CMRO$_2$ 的降低，OEF 明显增加以维持脑组织的代谢。研究发现，急性脑栓塞梗死面积的扩大发生于 CMRO2 降低 40% ~ 60% 时，与 ADC 的降低并无明确关系。此外，利用能结合缺血而非坏死组织中的特异性配体（如 ^{11}C- 氟马西尼及 ^{18}F- 米索硝唑）以明确缺血半暗带的范围是 PET 又一特色，他们增高区分缺血半暗带和核心坏死区。但是，由于 PET 代谢和配体图像问题以及其耗时性限制了其常规的临床应用，目前仅应用于临床研究中。

（张颖冬　吴　亮）

参考文献

[1]中华医学会神经病学分会，中华医学会神经病学分会脑血管病学组.中国急性缺血性脑卒中诊治指南2018[J].中华神经科杂志，2018，51（9）：666-682.

[2]Leigh R，Knutsson L，Zhou J，et al.Imaging the physiological evolution of the ischemic penumbra in acute ischemic stroke[J].J Cereb Blood Flow Metab，2018，38（9）：1500-1516.

[3]Molad JA，Findler M，Auriel E.Computed tomography Perfusion-Based decision making for acute ischemic Stroke-Missing the mismatch[J].Journal of Stroke & Cerebrovascular Diseases，2017，26（5）：e78.

[4]Bouchez L，Sztajzel R，Vargas MI，et al.CT imaging selection in acute stroke[J].Eur J Radiol，2017，96：153-161.

[5]Campbell BC，Mitchell PJ，Kleinig TJ，et al.Endovascular therapy for ischemic stroke with perfusion-imaging selection[J].N Engl J Med，2015，372（11）：1009-1018.

[6]Hirano T.Searching for salvageable brain：The detection of ischemic penumbra using various imaging modalities？[J].J Stroke Cerebrovasc Dis，2014，23（5）：795-798.

[7]Heit JJ，Wintermark M.Perfusion computed tomography for the evaluation of acute ischemic stroke：Strengths and pitfalls[J].Stroke，2016，47（4）：1153-1158.

第四章

缺血性脑卒中侧支循环评估

脑侧支循环是指当大脑的供血动脉严重狭窄或闭塞时，血流通过其他血管（侧支或新形成的血管吻合）到达缺血区，使缺血组织得到不同程度的灌注代偿。脑侧支循环的解剖如图 4-1 所示，主要通过三级侧支循环建立：一级侧支循环指——Willis 环，是最重要的代偿途径，在缺血后迅速沟通左右大脑半球及前后循环；二级侧支循环指通过眼动脉、软脑膜吻合支以及其他相对较小的侧支与侧支吻合支之间的血流，在一级侧支循环代偿不能满足灌注需求时，可以立即开放；三级侧支循环指新生血管，是在缺血数天后或慢性缺血状态才能建立的血流代偿。

常用的侧支循环评估包括结构学评估和功能学评估。结构学评估主要基于脑血管解剖，通过数字减影血管造影（digital subtraction angiography，DSA）、计算机断层扫描血管造影（computed tomography angiography，CTA）、磁共振血管造影（magnetic resonance angiography，MRA）和经颅多普勒超声（transcranial Doppler，TCD）等检查进行；而功能学评估主要依据血流灌注、缺血改变等间接征象，可通过计算机断层扫描灌注成像（computed tomography perfusion，CTP）、磁共振灌注成像（magnetic resonance perfusion，MRP）、动脉自旋标记（arterial spin labeling，ASL）以及 TCD 血流储备功能等检查进行，另外如正电子发射断层扫描（positron emission tomography，PET）等因未被临床广泛应用，故未在此章展开。

侧支循环是急性缺血性脑卒中临床结局的重要预测指标。静脉溶栓之前的基线侧支循环状态是临床结局的独立预测因素，基线侧支循环良好者，发病症状较轻，梗死灶较小，半暗带较大，溶栓后症状性颅内出血的风险也降低，3 个月功能预后也较好。对于血管内治疗的患者，侧支循环的状态是血管再通、病灶体积和临床结局的独立预测因素，如果治疗前的侧支循环较好，血管再通及血流再灌注也提高，3 个月出现良好功能预后的比例升高近 1 倍，7 天内出现症状性颅内出血的风险以及 3 个月的死亡风险下降约一半；此外，侧支循环可能是再灌注时间与功能预后的校正因子，对于侧支循环不良的患者，发病到再灌注时间如果超过 300 分钟，梗死体积增长地更多，预后良好的比率也显著下降；而侧支循环良好的患者，预后可以不受再灌注时间的影响。目前的指南推荐对急性缺血性脑卒中患者进行全面的侧支循环评估，但尚不确定是否应将侧支循环状态作为急性期血管再通治疗前的常规影像评估，在治疗前进行侧支循环的评估是否会延迟治疗，以及是否可以通过基线的侧支循环状态指导临床决策。

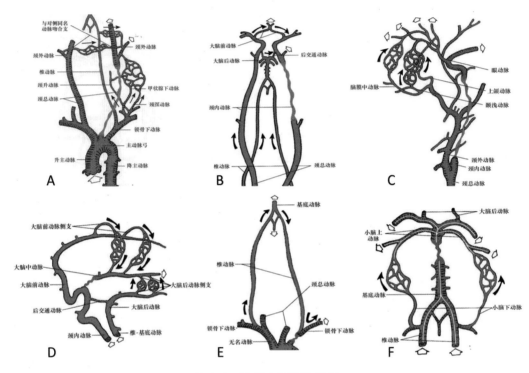

图4-1　脑侧支循环的解剖

颈总动脉闭塞（A）、颈内动脉眼动脉前闭塞（B和C）、大脑中动脉闭塞（D）、锁骨下动脉闭塞（E）和基底动脉闭塞（F）以后的侧支循环建立的途径。

一、一级侧支循环

一级侧支循环 Willis 环通常采用结构学评估方法，以 DSA 为金标准，也可以采用 CTA、MRA、TCD、经颅彩色双功能超声（transcranial color-coded duplex sonography，TCCD）等。Willis 环完整者在普通人群中占 42% ~ 52%，在颈动脉狭窄或闭塞人群中占比更高。Willis 环有较多的解剖变异（图4-2），常见的有前交通动脉缺失、一侧大脑前动脉 A1 段缺失或发育不良，以及单侧或双侧的后交通动脉缺失。Willis 环不完整与颈内动脉闭塞患者发生脑卒中密切相关；而静脉溶栓的患者如果 Willis 环不完整，那么症状性脑出血的概率升高近三倍，3 个月的功能预后也受到影响。

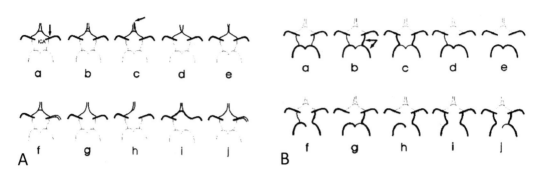

图4-2 Willis环中前循环（A）和后循环（B）部分的解剖变异

二、二级、三级侧支循环

1. 直接评估方法　DSA 是评估二级、三级侧支循环的金标准，有较多的评估方法，其中最常使用的是 Higashida 等提出的 ASITN/SIR（american society of interventional and therapeutic neuroradiology/society of interventional radiology）血流分级系统，适用于大脑前后循环任一大血管的闭塞，分为 0 ～ 4 级，分级越高，侧支循环越好（表4-1）。

表4-1　ASITN/SIR侧支血流分级标准

分级	定义
0 级	缺血区没有侧支血流
1 级	缺血区周围有缓慢的侧支血流，伴持续的灌注缺损
2 级	缺血周边区域有快速的侧支血流，伴持续的灌注缺损
3 级	静脉晚期可见缺血区有完全但缓慢的侧支血流
4 级	缺血区可见完全且快速的逆行灌注的侧支血流

注：血流快慢的评定：计算患侧从颈动脉岩段 / 基底动脉近端，至毛细血管期的充盈时间（通常 4 帧 / 秒），若较健侧延迟超过 2 秒为缓慢充盈，延迟在 2 秒以内为快速充盈。

对于动脉溶栓的急性缺血性卒中患者，Christoforidis 等根据逆向血流的灌注范围，提出了另一种 1 ～ 5 级的软脑膜侧支评估方法，分级越高，则侧支循环越差：1 级：在闭塞血管所处的节段可见逆向血流；2 级：与闭塞血管相邻节段的近端，可见逆向血流；3 级：与闭塞血管相邻节段的远端，可见逆向血流；4 级：在闭塞血管相隔的第二个节段，可见逆向血流；5 级：闭塞血管的供血区域内没有明显的逆向血流（图 4-3）。此分级方法尚未被临床广泛应用。

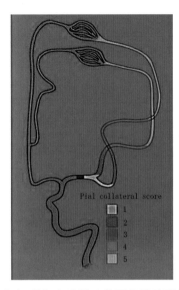

图4-3　根据逆向血流灌注范围的软脑膜侧支评估

对于静脉溶栓的急性缺血性卒中患者，Mori 等提出了评价溶栓后血管再通和再灌注情况的 Mori 分级，其共分 5 级，分级越高，侧支循环越好：0 级：无改善；1 级：栓子向远端移动，但远端灌注无改善；2 级：部分（分支）血管再通，远端灌注范围＜ 50% 责任血管供血区；3 级：部分（分支）血管再通，远端灌注范围＞ 50% 的责任血管供血区；5 级：责任血管完全再通，远端灌注完全恢复。

另外有学者针对特定的病变，提出相应的侧支循环评估。例如，对于大脑中动脉闭塞的患者，侧支循环可进行简单的二分类评价：差：在闭塞血管区未见 / 可见少量软脑膜吻合支；好：在闭塞血管区的一半以上区域有软脑膜吻合支。大脑中动脉 M1 段闭塞的患者，评估同侧大脑后动脉向缺血区的灌注情况，可分为三个等级，高：A ＋ B ≥ 4 分；中：A ＋ B = 2 分或 3 分；低：A ＋ B = 0 分或 1 分；其中 A 为根据大脑中动脉的皮层支数目的评分：0 分为 0 支，1 分为 1 或 2 支，2 分为 3 或 4 支，3 分为 5 支及以上；B 为逆向血流评分：0 分为无逆向血流，1 分为至 M4 段，2 分为至 M3 段，3 分为至 M2 段。基底动脉闭塞的患者，侧支循环可分为 0 ～ 3 级：0 级：没有侧支血流；1 级：部分前向或逆向的侧支血流；2 级：小脑上动脉可见前向或逆向的血流供应；3 级：前向及逆向均有侧支血流，或两侧的小脑上动脉均有血供。基底动脉闭塞的侧支循环也可简单分为两类：远端：侧支灌注到基底动脉尖和小脑上动脉之间的区域；远端和近端：侧支灌注到基底动脉尖和小脑后下动脉以下的区域。

CTA 评估前循环缺血性脑卒中的侧支循环，最常使用的是区域软脑膜侧支（regional leptomeningeal collateral，rLMC）评分，总分 20 分，得分越高表明侧支血流越丰富。

rLMCs可依据分数进行分级：0～10分：侧支较差，11～16分：侧支中等，17～20分：侧支较好。具体而言，对9个区域的软脑膜血管或豆纹动脉进行评分，0分为未见血管，1分少于健侧，2分等于或多于健侧。评估区域包括：6个Alberta卒中项目早期CT评分（alberta stroke program early CT score，ASPECTS）皮层区域（M1-M6）、大脑前动脉区域、基底节以及外侧裂（外侧裂的软脑膜血管评分为0分、2分或4分）（图4-4）。

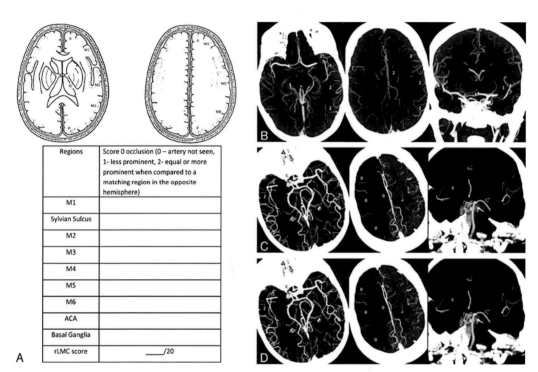

图4-4 rLMC评分表和示例评分

A：rLMC评分表；B：示例rLMC评分19分；C、D：示例rLMC评分8分。

Maas等也通过与健侧比较，提出了基于CTA的一种5级评分体系：1级：无侧支血管；2级：较健侧的侧支血管数目少；3级：与健侧的侧支血管数目相当；4级：较健侧的侧支血管数目多；5级：丰富的侧支血管。Miteff等根据侧支血管的灌注范围，提出了前循环的侧支循环3级分级：较差：逆向血流灌注至皮层；中等：逆向血流灌注至外侧裂段；较好：逆向血流灌注至血管闭塞处。另一个广泛应用的是Tan等基于CTA最大密度投影图像提出的侧支评分（collateral score，CS），前后循环均适用，共分为4级（表4-2）。基于这一评分，采用CTP容积转运常数（volume transfer constant，Ktrans）图像进行侧支评估，与DSA评估的侧支循环状态具有高度的相关性。

表4-2　CS侧支血流分级标准

分级	定义
0级	没有侧支血管
1级	≤ 50% 的缺血区有侧支血管
2级	50% ~ 100% 的缺血区有侧支血管
3级	整个缺血区均有侧支血管

Souza 等基于 CTA 图像提出了大脑中动脉 M1 段和（或）颈内动脉颅内段闭塞患者的软脑膜侧支循环分级标准：0 级：在 M2 段供血区超过 50% 的区域无侧支循环；1 级：在 M2 段供血区超过 50% 的区域侧支循环较对侧减少；2 级：在 M2 段供血区不足 50% 的区域侧支循环较对侧减少；3 级：侧支循环与对侧相当；4 级：侧支循环较对侧增多（图 4-5）。

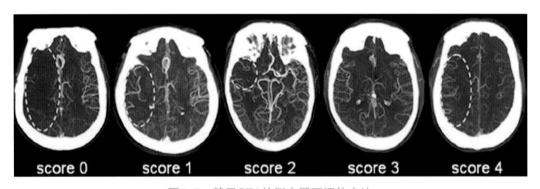

图4-5　基于CTA的侧支循环评估方法

对于急性基底动脉闭塞患者，BASICS 研究团队提出了基于 CTA 影像的 PC-CS 半定量评分体系，对显影的小脑后下动脉、小脑前下动脉、小脑上动脉各赋值 1 分，后交通动脉的赋值因管径而异：管径小于同侧大脑后动脉 P1 段者赋值 1 分，否则赋值 2分，总分 0 ~ 3 分、4 ~ 5 分、6 ~ 10 分各自对应了较差、中等、较好的侧支循环（图4-6）。

由于传统 CTA 受到时相的限制，近年来学者通过多时相 CTA、动态 CTA（dynamic CTA，dCTA）以及非时变 CTA（timing invariant CTA，TI-CTA）评估侧支循环。多时相 CTA 提供至少三期的 CTA 图像，具体评分方法：0 分为与对侧半球相比，缺血区域任何时相均无可见血管；1 分为与对侧半球相比，缺血区域任何一个时相有血管可见；2 分为与对侧半球相比，软膜血管的充盈有 2 个时相的延迟且充盈血管数减少，或有 1 个时相的延迟且部分区域无血管充盈；3 分为与对侧半球相比，软膜血管的充盈有 2 个时相的

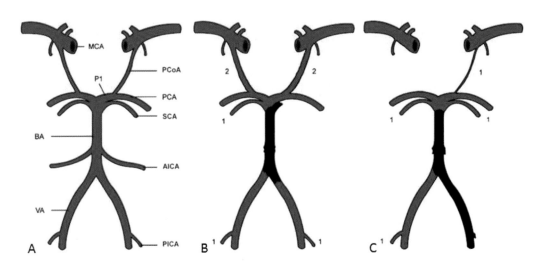

图4-6 PC-CS评分和示例评分

A：PC-CS 评分；B：示例 PC-CS 评分 7 分；C：示例 PC-CS 评分 4 分。

延迟，或有1个时相的延迟，但充盈血管数显著减少；4分为与对侧半球相比，软膜血管的充盈程度正常，有1个时相的延迟；5分为与对侧半球相比，软膜血管的充盈程度正常，没有延迟。dCTA同时展现全脑血管区域的软脑膜灌注，基于"动静脉时相"能更准确地反映侧支循环的灌注程度，同时可以对侧支血流的流速及灌注的变化模式进行评估，从而更好地预测梗死体积。TI-CTA则由CTP数据重建获得，基于TI-CTA图像的评分可能与功能预后更为相关。

基于MRA技术的侧支循环评估，主要采用的也是上述视觉评分方法，Ernst 等人也提出了一种基于血管图谱的侧支量化指标，对于预测半暗带组织的再灌注有一定的价值。动态磁敏感对比增强（dynamic susceptibility contrast-enhanced，DSC）MRP图像可以通过 FAST-COLL（fast analysis sys tem for COLL aterals）软件自动生成软脑膜侧支血管（图 4-7），模拟 DSA 时间和空间的动态变化，其分级参照 ASITN/SIR 标准，与基于DSA 的评估具有较好的一致性，对于急性脑梗死的功能预后也具有一定的预测价值。对于大脑中动脉 M1 段闭塞的患者，Uemura 等基于 MRA 图像提出了病灶同侧大脑后动脉的评分方法：2分：较对侧延伸 2 个节段；1分：较对侧延伸 1 个节段；0分：与对侧在同一个节段；-1 分：对侧延伸到更远节段。此外，四维相位对比 MRI（four-dimensional phase-contrast magnetic resonance imaging，4D PCMRI）可同时测量各个侧支血管的血流速度，有助于更准确、全面地量化侧支循环的程度。

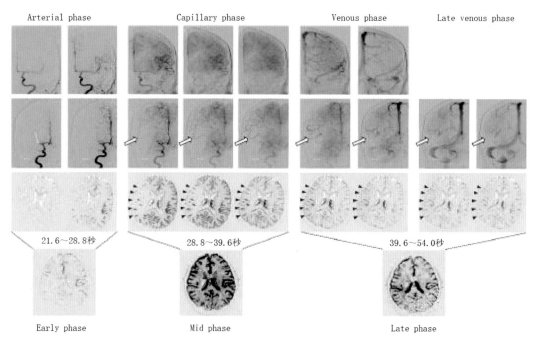

图4-7　DSA图像和DSC-MRP图像

2. 间接评估方法　CTP图像显示，造影剂达峰密度是侧支循环的独立预测因子，造影剂达峰密度是感兴趣脑区内造影剂达峰时的Hounsfield单位，对于预测缺血脑组织的转归具有重要意义。对于大脑中动脉M1段闭塞的患者，Beyer等通过M2段达峰时间较对侧的延迟来测量侧支血管的充盈速度，发现充盈速度与病灶大小、侧支循环的程度独立相关。在颈内动脉或大脑中动脉M1段闭塞的急性缺血性卒中患者中，Lin等人验证了CTP对于侧支循环的量化评估价值，将CTP侧支循环指数定义为延迟时间＞6秒/延迟时间＞2秒体积的比值，用于预测良好侧支循环的最佳阈值为31.8%（敏感度83%，特异度86%），并证实这一侧支循环指数也能独立预测良好的临床结局和最终梗死体积。同时，其也提到与这一指数具有相似的侧支循环预测价值的低灌注强度比值，即：达峰时间＞10秒/延迟时间＞4秒体积的比值，并指出其最佳阈值为34.9%（敏感度74%，特异度89%）。

ASPECT评分主要用于评估大脑中动脉区域急性缺血性脑卒中的早期缺血改变，最初由Barber等在2000年提出，共0～10分，得分越高，预后越好。

前循环ASPECT评分可基于非增强CT、CTP和DWI，选取大脑中动脉供血区的10个结构，包括皮质下区域：尾状核（C）、豆状核（L）、内囊（IC）和皮质区域：大脑中动脉前皮质区（M1）、岛叶皮质（I）、大脑中动脉岛叶外侧皮质区（M2）、大脑中动脉后皮层区（M3）、M1上方的大脑中动脉皮层（M4）、M2上方的大脑中动脉皮层（M5）、M3上方的大脑中动脉皮层（M6），评分为10分减去存在早期缺血改变的区域数目（图4-8）。ASPECT评分≥9分提示侧支循环较好、梗死体积≤50ml，可能从血管内治疗中获益；这一评分也可用于预测出血转化和梗死体积，DWI-ASPECT评分为0~5分、6~7分以及8~10分者，症状性颅内出血的风险分别为20.3%、10%以及2.6%，而DWI-ASPECT<4或者≥7可以作为大脑中动脉缺血性脑卒中患者的梗死体积>100ml或<70ml的粗略估计。

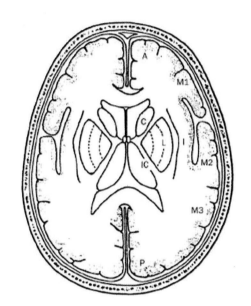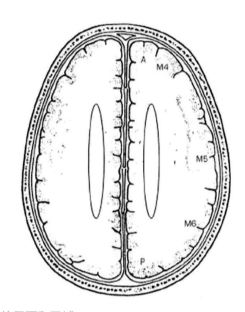

图4-8　ASPECT评分的层面和区域

ASPECTS＋W评分，是在ASPECT评分区域的基础上，加上深部脑白质区，可更好地预测急性缺血性脑卒中的出血转化。

此外，有学者提出了评估基底动脉梗死早期缺血改变的后循环ASPECTS（posterior circulation ASPECTS，pc-ASPECTS）评分，总分为0~10分，左丘脑、右丘脑、小脑和大脑后动脉供血区分别减1分，中脑或脑桥减2分（图4-9）。

磁共振液体衰减反转恢复序列（fluid attenuated inversion recovery，FLAIR）上的血管高信号代表了缓慢逆行的侧支血流，可用来间接评估侧支循环。Kamran等提出了以大脑中动脉为责任血管的评估方法：1级：血管高信号局限在外侧裂；2级：大脑中动脉分布区均有血管高信号；3级：整个大脑中动脉，以及大脑前动脉/大脑后动脉分布区可见血管高信号。Karadeli等对血管高信号的部位（0级为无；1级为位于近端；2级为位于远端；3级为近端、远端均有）、程度（0级为无；1级为轻微；2级为显著；3级为

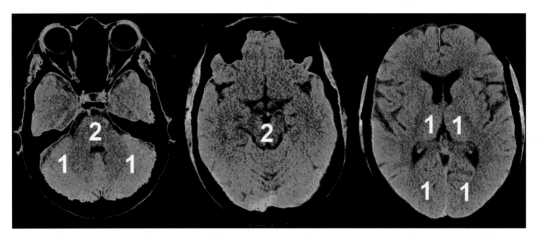

图4-9　pc-ASPECT评分的层面和区域

轻微、显著均有）以及评分（0分为无；1分为低于4根高信号血管；2分为大于等于4根高信号血管）均进行简单的分级评估，认为评分越高，逆向血流代偿越好，预后也越好。刘文华等提出了以大脑中动脉M1段为责任血管的分级标准：0级：无FLAIR高信号；1级：局限在外侧裂，提示了前向的侧支代偿；2级：位于外侧裂和颞枕叶交界区，提示了大脑前动脉的侧支代偿；3级：延伸至额顶叶，提示了大脑后动脉的逆向侧支血流（图4-10）。相比T_2-FLAIR技术，T_2-PROPELLER-FLAIR（一种减少头部伪影的成像技术）用以评估血管高信号，对于预测大动脉狭窄具有更高的敏感性，也与灌注缺损更为相关。然而，FLAIR高信号也可能提示了近端血管闭塞和侧支不良，如A.Kufner等对比溶栓前和溶栓后24小时的MRI数据发现广泛的FLAIR高信号（＞4个层面）者与灌注不足、梗死扩大以及更加严重的低灌注有关；另外，Gawlitza等提出的基底动脉FLAIR高信号（FLAIR-hyperintense basilar artery，FHBA）评分，为基底动脉尖到枕骨大孔之间，出现的椎基底动脉高信号的层数乘以层厚所得，研究证实，这一评分与pc-ASPECTS评分具有较高的负相关性，且高的FHBA分数与患者死亡有关。

MRP 参数 Tmax 延迟 16 秒以上提示侧支循环不良，Lee 等提出了一个基于脑血流达峰时间 Tmax 的预测模型，对于侧支循环具有较强的预测价值，并与梗死体积的增长呈负相关（图 4-11）。此外，为理解卒中进展进行的弥散和灌注加权成像评估卒中研究 2（diffusion and perfusion imaging evaluation for understanding stroke evolution 2，DEFUSE 2）研究引入低灌注强度比值（hypoperfusion intensity ratio，HIR）这一概念，定义为达峰时间（Tmax）超过 10 秒与超过 6 秒的占比，并证实较高的 HIR 可预测侧支不良、梗死扩大，而较低的 HIR 与预后良好有关。

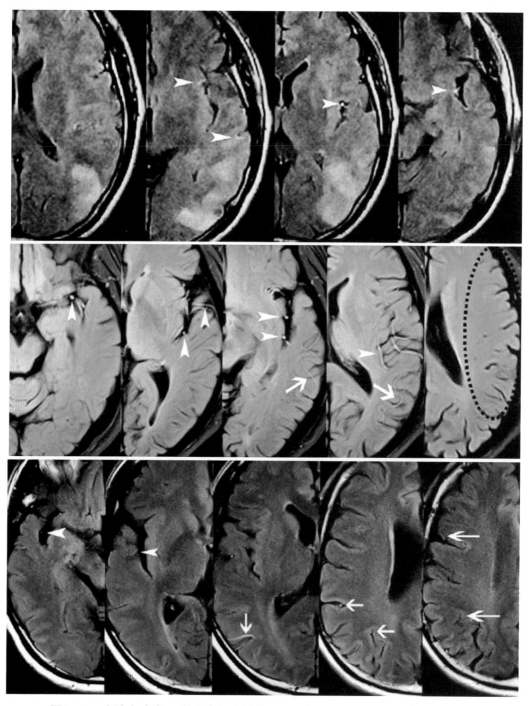

图4-10 大脑中动脉M1段为责任血管的FLAIR高信号分级，自上而下为1～3级

$$\text{Model 1(based on } T\text{max) Probability} =$$

$$\frac{\exp\left(\begin{array}{l}6.9689 + 2.3929\, \text{Trans}_{T\text{max}12-16} \\ -2.5236\, \text{Trans}_{T\text{max}18-22} - 8.9566\, \text{Trans}_{T\text{max}22-24}\end{array}\right)}{1+\exp\left(\begin{array}{l}6.9689 + 2.3929\, \text{Trans}_{T\text{max}12-16} \\ -2.5236\, \text{Trans}_{T\text{max}18-22} - 8.9566\, \text{Trans}_{T\text{max}22-24}\end{array}\right)}$$

图4-11　基于Tmax的侧支循环预测模型

三维准连续动脉自旋标记（three-dimensional pseudo-continuous arterial spin-labeling，3D pCASL）是一种定量磁共振技术，可以把血液作为内源性造影剂，由血管内的动脉通过伪影（arterial transit artifact，ATA）来反映侧支灌注，ATA为皮质区域的线样或曲线样高信号。基于该技术，Lou等提出了大脑中动脉区域急性缺血性脑卒中的侧支评估方案，对10个皮质区域（M1-6，A1-2，P1-2）分别赋值，0分：没有或很少有ATA信号；1分：适度的ATA信号；2分：较高的ATA信号，侧支评分越高，血管内治疗的结局也越好。

磁敏感加权成像上的显著的皮层静脉（prominent cortical veins，PCV）是指在灌注减低的区域内明显的皮层静脉血管，Verma等对于大脑中动脉M1段闭塞者，将PCV与健侧对比，将之分为4级，0级为没有PCV；1级为少量PCV；2级为中等量的PCV；3级提示显著的PCV（图4-12），发现PCV等级越高，侧支血管越少。

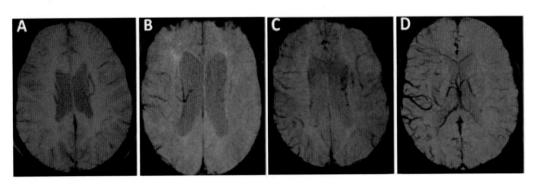

图4-12　右侧大脑中动脉M1段闭塞的PCV分级，自左到右为0～3级

运用TCD对脑血流储备功能的测定可间接反映侧支循环，通过二氧化碳吸入、乙酰唑胺注射和窒息等方法，刺激血管扩张，平均血流速度相对上升、而脉动指数相对下降，以上数值的变化越大，提示侧支循环的储备能力也越强。颈动脉超声可采用彩色流速流量定量方法间接估计侧支血流，颈总动脉血流量≥370ml/min，或椎动脉血流量≥120ml/min可提示颅内存在侧支血流。

　　综上所述，侧支循环的评估方法众多，各有优势，但仍以 DSA 为评估的金标准。然而，DSA 是有创性检查，费用较高，而且注射对比剂的剂量和压力的差异有可能影响远端血管显示，也可能影响 Willis 环（如前后交通动脉）的血流方向。在不适用或无条件进行 DSA 检查时，无创影像成像方法仍是目前主要检查手段。对于侧支循环分级量表，尚无统一的评估体系，各种评估量表的预测价值、信度、效度仍需进一步验证，目前应用最为广泛的侧支循环直接评估方法是 ASITN/SIR 侧支分级量表，间接评估方法是 ASPECT 评估系统。全面地评估侧支循环的状态，需要将血管结构成像与灌注功能成像结合起来，然而，是否常规纳入急性缺血性脑卒中的临床路径尚不确定，但在实际诊疗过程中不能因为评估侧支循环的状态而延误早期再灌注治疗。

（陈响亮　蒋　腾）

参考文献

[1]中国卒中学会脑血流与代谢分会.缺血性脑卒中脑侧支循环评估与干预中国指南（2017）
[J].中华内科杂志，2017，56（6）：60-471.

[2]Leng X，Lan L，Liu L，et al.Good collateral circulation predicts favorable outcomes in intravenous thrombolysis：a systematic review and meta-analysis[J].European journal of neurology，2016，23（12）：1738-1749.

[3]Leng X，Fang H，Leung TW，et al.Impact of collaterals on the efficacy and safety of endovascular treatment in acute ischaemic stroke：a systematic review and meta-analysis[J]. Journal of Neurology Neurosurgery & Psychiatry，2016，87（5）：537.

[4]Hwang YH，Kang DH，Kim YW，et al.Impact of time-to-reperfusion on outcome in patients with poor collaterals[J].American journal of neuroradiology，2015，36（3）：495-500.

[5]芮德源，陈立杰.临床神经解剖学[M].北京：人民卫生出版社，2007：601-603.

[6]Okahara M，Kiyosue H，Mori H，et al.Anatomic variations of the cerebral arteries and their embryology：a pictorial review[J].European radiology，2002，12（10）：2548-2561.

[7]Hartkamp MJ，Van DGJ，van Everdingen KJ，et al.Circle of Willis collateral flow investigated by magnetic resonance angiography[J].Stroke，1999，30（12）：2671.

[8]Hoksbergen AW，Legemate DA，Csiba L，et al.Absent collateral function of the circle of Willis as risk factor for ischemic stroke[J].Cerebrovascular diseases（Basel，Switzerland），2003，16
（3）：191-198.

[9]Chuang YM，Chan L，Lai YJ，et al.Configuration of the circle of Willis is associated with

less symptomatic intracerebral hemorrhage in ischemic stroke patients treated with intravenous thrombolysis[J].Journal of critical care, 2013, 28（2）: 166-172.

[10]McVerry F, Liebeskind DS, Muir KW.Systematic review of methods for assessing leptomeningeal collateral flow[J].American journal of neuroradiology, 2012, 33（3）: 576-582.

[11]Higashida RT, Furlan AJ, Roberts H, et al.Trial design and reporting standards for intra-arterial cerebral thrombolysis for acute ischemic stroke[J].Stroke, 2003, 34（8）: e109-137.

[12]Christoforidis GA, Mohammad Y, Kehagias D, et al.Angiographic Assessment of Pial Collaterals as a Prognostic Indicator Following Intra-arterial Thrombolysis for Acute Ischemic Stroke[J].American Journal of Neuroradiology, 2005, 26（7）: 1789-1797.

[13]Mori E, Yoneda Y, Tabuchi M, et al.Intravenous recombinant tissue plasminogen activator in acute carotid artery territory stroke[J].Neurology, 1992, 42（5）: 976-982.

[14]Arnold M, Schroth G, Nedeltchev K, et al.Intra-Arterial Thrombolysis in 100 Patients With Acute Stroke Due to Middle Cerebral Artery Occlusion[J].Stroke, 2002, 33（7）: 1828-1833.

[15]Uemura A, O'uchi T, Kikuchi Y, et al.Prominent Laterality of the Posterior Cerebral Artery at Three-Dimensional Time-of-Flight MR Angiography in M1-Segment Middle Cerebral Artery Occlusion[J].American Journal of Neuroradiology, 2004, 25（1）: 88-91.

[16]Brandt T, Pessin MS, Kwan ES & Caplan LR.Survival with Basilar Artery Occlusion[J].Cerebrovascular Diseases, 1995, 5（3）: 182-187.

[17]Cross DT, Moran CJ, Akins PT, et al.Collateral circulation and outcome after basilar artery thrombolysis[J].American Journal of Neuroradiology, 1998, 19（8）: 1557-1563.

[18]Menon BK, Smith EE, Modi J, et al.Regional leptomeningeal score on CT angiography predicts clinical and imaging outcomes in patients with acute anterior circulation occlusions[J].American Journal of Neuroradiology, 2011, 32（9）: 1640-1645.

[19]Maas MB, Lev MH, Ay H, et al.Collateral vessels on CT angiography predict outcome in acute ischemic stroke[J].Stroke, 2009, 40（9）: 3001-3005.

[20]Miteff F, Levi CR, Bateman GA, et al.The independent predictive utility of computed tomography angiographic collateral status in acute ischaemic stroke[J].Brain: a journal of neurology, 2009, 132（Pt 8）: 2231-2238.

[21]Tan IY, Demchuk AM, Hopyan J, et al.CT angiography clot burden score and collateral score: correlation with clinical and radiologic outcomes in acute middle cerebral artery infarct[J].American journal of neuroradiology, 2009, 30（3）: 525-531.

[22]Chen H, Wu B, Liu N, et al.Using standard first-pass perfusion computed tomographic data to evaluate collateral flow in acute ischemic stroke[J].Stroke, 2015, 46（4）: 961-967.

[23]Souza LCS, Yoo AJ, Chaudhry ZA, et al.Malignant CTA Collateral Profile is Highly Specific for

Large Admission DWI Infarct Core and Poor Outcome in Acute Stroke[J].Ajnr American Journal of Neuroradiology，2012，33（7）：1331.

[24]van der Hoeven EJ，McVerry F，Vos JA，et al.Collateral flow predicts outcome after basilar artery occlusion：The posterior circulation collateral score[J].International journal of stroke：official journal of the International Stroke Society，2016，11（7）：768-775.

[25]马林，娄昕.中国脑血管病影像指导手册[J].国家卫生健康委脑卒中防治工程委员会，2019，62-63.

[26]Ir VDW，Holswilder G，Wermer MJ，et al.Assessment of Collateral Status by Dynamic CT Angiography in Acute MCA Stroke：Timing of Acquisition and Relationship with Final Infarct Volume[J].American Journal of Neuroradiology，2016，37（7）：1231-1236.

[27]Smit EJ，Vonken EJ，van Seeters T，et al.Timing-invariant imaging of collateral vessels in acute ischemic stroke[J].Stroke，2013，44（8）：2194-2199.

[28]Hernandez-Perez M，Puig J，Blasco G，et al.Dynamic Magnetic Resonance Angiography Provides Collateral Circulation and Hemodynamic Information in Acute Ischemic Stroke[J].Stroke，2016，47（2）：531-534.

[29]Kim SJ，Son JP，Ryoo S，et al.A novel magnetic resonance imaging approach to collateral flow imaging in ischemic stroke[J].Annals of neurology，2014，76（3）：356-369.

[30]Ernst M，Forkert ND，Brehmer L，et al.Prediction of infarction and reperfusion in stroke by flow- and volume-weighted collateral signal in MR angiography[J].AJNR.American journal of neuroradiology，2015，36（2）：275-282.

[31]Zarrinkoob L，Wåhlin A，Ambarki K，et al.Blood Flow Lateralization and Collateral Compensatory Mechanisms in Patients With Carotid Artery Stenosis[J].Stroke，2019，50（5）：1081-1088.

[32]Kawano H，Bivard A，Lin L，et al.Relationship Between Collateral Status，Contrast Transit，and Contrast Density in Acute Ischemic Stroke[J].Stroke，2016，47（3）：742-749.

[33]Beyer SE，von Baumgarten L，Thierfelder KM，et al.Predictive value of the velocity of collateral filling in patients with acute ischemic stroke[J].Journal of cerebral blood flow and metabolism，2015，35（2）：206-212.

[34]Lin LT，Chen CS，Tian HQ Stroke，et al.Perfusion computed tomography accurately quantifies collateral flow after acute ischemic stroke[J].Stroke，2020，51（3）：1006-1009.

[35]Barber PA，Demchuk AM，Zhang J，et al.Validity and reliability of a quantitative computed tomography score in predicting outcome of hyperacute stroke before thrombolytic therapy[J].The Lancet，2000，355（9216）：1670-1674.

[36]Finlayson O，John V，Yeung R，et al.Interobserver agreement of ASPECT score distribution

for noncontrast CT，CT angiography，and CT perfusion in acute stroke[J].Stroke，2013，44（1）：234-236.

[37]Singer OC，Kurre W，Humpich MC，et al.Risk assessment of symptomatic intracerebral hemorrhage after thrombolysis using DWI-ASPECTS[J].Stroke，2009，40（8）：2743-2748.

[38]Dehkharghani S，Bammer R，Straka M，et al.Performance of CT ASPECTS and Collateral Score in Risk Stratification：Can Target Perfusion Profiles Be Predicted without Perfusion Imaging? [J].American journal of neuroradiology，2016，37（8）：1399-1404.

[39]de Margerie-Mellon C，Turc G，Tisserand M，et al.Can DWI-ASPECTS Substitute for Lesion Volume in Acute Stroke? [J].Stroke，2013，44（12）：3565-3567.

[40]Kawano H，Hirano T，Nakajima M，et al.Modified ASPECTS for DWI including deep white matter lesions predicts subsequent intracranial hemorrhage[J].Journal of neurology，2012，259（10）：2045-2052.

[41]Puetz V，Sylaja PN，Coutts SB，et al.Extent of hypoattenuation on CT angiography source images predicts functional outcome in patients with basilar artery occlusion[J].Stroke，2008，39（9）：2485.

[42]Kamran S，Bates V，Bakshi R，et al.Significance of hyperintense vessels on FLAIR MRI in acute stroke[J].Neurology，2000，55（2）：265-269.

[43]Karadeli HH，Giurgiutiu DV，Cloonan L，et al.FLAIR Vascular Hyperintensity is a Surrogate of Collateral Flow and Leukoaraiosis in Patients With Acute Stroke Due to Proximal Artery Occlusion[J].Journal of neuroimaging：official journal of the American Society of Neuroimaging，2016，26（2）：219-223.

[44]Liu W，Xu G，Yue X，et al.Hyperintense vessels on FLAIR：a useful non-invasive method for assessing intracerebral collaterals[J].European journal of radiology，2011，80（3）：786-791.

[45]Ahn SJ，Suh SH，Lee KY，et al.Hyperintense Vessels on T_2-PROPELLER-FLAIR in Patients with Acute MCA Stroke：Prediction of Arterial Stenosis and Perfusion Abnormality[J].American journal of neuroradiology，2015，36（11）：2042-2047.

[46]Kufner A，Galinovic I，Ambrosi V，et al.Hyperintense Vessels on FLAIR：Hemodynamic Correlates and Response to Thrombolysis[J].American Journal of Neuroradiology，2015，36（8）：1426-1430.

[47]Gawlitza M，Quaschling U，Hobohm C，et al.Hyperintense basilar artery on FLAIR MR imaging：diagnostic accuracy and clinical impact in patients with acute brain stem stroke[J]. American journal of neuroradiology，2014，35（8）：1520-1526.

[48]Lee MJ，Son JP，Kim SJ，et al.Predicting Collateral Status With Magnetic Resonance Perfusion Parameters：Probabilistic Approach With a Tmax-Derived Prediction Model[J].Stroke，2015，

46（10）：2800-2807.

[49]Olivot JM，Mlynash M，Inoue M，et al.Hypoperfusion intensity ratio predicts infarct progression and functional outcome in the DEFUSE 2 Cohort[J].Stroke，2014，45（4）：1018-1023.

[50]Lou X，Yu S，Scalzo F，et al.Multi-delay ASL can identify leptomeningeal collateral perfusion in endovascular therapy of ischemic stroke[J].Oncotarget，2017，8（2）：2437-2443.

[51]Verma RK，Hsieh K，Gratz PP，et al.Leptomeningeal collateralization in acute ischemic stroke：impact on prominent cortical veins in susceptibility-weighted imaging[J].European journal of radiology，2014，83（8）：1448-1454.

[52]Russell SM，Woo HH，Siller K，et al.Evaluating middle cerebral artery collateral blood flow reserve using acetazolamide transcranial Doppler ultrasound in patients with carotid occlusive disease[J].Surgical Neurology，2008，70（5）：466-470.

[53]Ho SS，Metreweli C，Yu CH.Color velocity imaging quantification in the detection of intracranial collateral flow[J].Stroke，2002，33（7）：1795-1798.

第五章

缺血再灌注损伤

无论采取静脉溶栓、动脉取栓抑或其他手段，缺血性卒中急性期治疗的首要目标在于及时再通血管，挽救濒死的缺血半暗带组织，以限制梗死面积的扩大。然而，血管再通并非是百利而无一害，脑血流的恢复也不全部具有积极的作用。临床中有少部分患者在血管及时再通后发生严重的脑水肿或出血。在这些患者中，及时的血管再通与脑灌注恢复非但没有带来症状好转，反而面临病情恶化或死亡的结局，即表现出严重的"缺血再灌注损伤"。

Jennings 等在 1960 年就提出的"再灌注损伤"的概念，是指脑缺血后脑细胞被损伤，恢复血液再灌注后，组织器官功能不仅没有得到一定程度改善，反而缺血性损伤进一步加重的现象。目前，关于"缺血再灌注损伤"在临床中已有广泛的认识与共识，然而至今尚缺乏统一的诊断标准。其原因可部分归咎于概念的外延并不统一。在某些时候，仍会倾向于一切溶栓或取栓后不良事件均称为再灌注损伤，即使并不明确是否存在血流灌注恢复；其他一些时候，再灌注损伤被作为一项病理学名词，包含出血转化与脑水肿等病理表现；而在部分研究中，再灌注损伤又作为病理生理学的概念，以指血流复灌后产生的如自由基产生、炎症激活等一系列有害的生理病理反应。综合大部分临床研究与共识，"缺血再灌注损伤"广义上应是一种可观察到的现象，即是指缺血性卒中患者在血流灌注恢复的前提下，脑组织产生的因血流再灌注而导致的额外的损伤。

一、再灌注损伤与高灌注

再灌注损伤与高灌注是两个相互独立而又有交集的概念。高灌注即指血流灌注超过脑组织所适宜的范围而引起的一系列病变，可见于高血压脑病或部分脑动脉扩张患者。缺血再灌注后，少部分患者可能出现血流灌注高于病前水平或高于对侧镜像区域。然而，再灌注损伤并非只有在高灌注的前提下才发生，大部分再灌注损伤发生时血流恢复至正常或稍低的程度。同时，也并非所有灌注水平高于对侧组织的患者会出现严重的再灌注损伤。

二、再灌注损伤与无复流现象

从心肌梗死到缺血性卒中，临床可见部分患者在责任血管再通后，下游组织并未实现理想的血流灌注恢复，称为"无复流现象"。在近年来取栓研究中，这一现象又被称为"无效再通"。其原因可能包括原位血栓崩解后部分微栓子逃逸并栓塞下游动脉，以及缺血后脑组织小血管与毛细血管前动脉持续痉挛收缩限制了血流灌注。再灌注损伤与无复流现象应是两个独立的概念。再灌注损伤的前提是血流再灌注，血管是否完全再通并非必要条件（部分患者可能残留狭窄而远端血流灌注理想），所强调的再灌注导致的损伤，可简单理解为"不良的再灌注"；而无复流现象的主要内容是在血管再通良好的情况下未能实现灌注恢复，可理解为"再灌注失败"。

值得注意的是，结合以上看法，再灌注损伤理论上是存在于所有的血流灌注恢复的患者中，而其临床结局的区别仅在于损伤的程度不同。从另一种角度说，再灌注损伤如同药物的不良反应，与"再灌注"的"获益"如影随形。因此，一方面不可因噎废食，应惧怕严重的再灌注损伤而排除溶栓取栓等积极的血管再通治疗；另一方面，应考虑如何有效降低再灌注损伤程度，尽可能增益再灌注有利的一面，而减少再灌注有害的一面。在本章后续部分，将通过三节内容就再灌注损伤的机制、临床表现与处理做简单的介绍与讨论。

第一节 缺血再灌注损伤的病理生理学机制

缺血再灌注的机制已有大量的研究，目前认为线粒体损伤、自由基产生、炎症反应等是主要的病理生理学原因。

一、缺血后再灌注前

缺血导致能量断供，组织依靠无氧糖酵解供能，这一过程导致了 H^+ 在细胞内聚积，又由于 Na^+/H^+ 交换器及 Na^+/Ca^{2+} 交换体的代偿作用，诱发钙超载。此外还包括缺血灶内自由基含量增加，诱导上调生成活性氧（ROS）酶的表达等。

二、再灌注早期

1. 线粒体损伤　缺血期线粒体钙超载，再灌注后胞外 H^+ 被迅速冲刷，加大了膜内外离子浓度差，导致 ATP 合成抑制、线粒体肿胀，最终导致线粒体膜破裂，细胞色素 C 等促凋亡分子释放进入胞质，这是导致缺血再灌注期间细胞死亡的关键事件。此外，缺血再灌注期间钙蛋白酶被激活，而钙蛋白酶抑制药表达下调，造成线粒体蛋白的功能障碍。缺血再灌注期间线粒体还参与 ROS 异常生成，质量控制系统破坏导致凋亡增加等。

2. 氧化应激　再灌注期间，恢复有氧呼吸的同时也产生了过量的 ROS，氧化修饰各种细胞分子，从而引发细胞功能障碍，加重组织损伤，是谓"氧悖论"。主要损伤机制涉及：①破坏氧化还原环路；②对关键调节蛋白的共价、氧化、亚硝化修饰，影响细胞信号传导；③反应性氮氧化物（RNOS）生成，直接损伤 DNA、蛋白质、脂质等。这些损伤机制最终导致神经细胞死亡、血脑屏障（BBB）破坏和梗死的扩大等。

3. NO 抑制　与过氧亚硝酸盐（$ONOO^-$）生成少量 NO 具有神经保护作用，而缺血再灌注可以诱导大量异常 NO 的产生使 NO 生物利用度降低，并与超氧化物 O_2^- 作用产生的过氧亚硝酸盐（$ONOO^-$）具有高度的细胞毒性，可过氧化膜脂质，硝化酪氨酸残基，并影响细胞信号转导。

4. 炎症介入　缺血再灌注诱导的炎症为无菌性炎症，主要机制包括：①缺血再灌注使 NO 抑制、内皮舒张功能下降，多形核白细胞（PMN）渗入组织并分泌多种组织损伤因子，包括 ROS、细胞因子和趋化因子、蛋白酶，脂质介质等，这是炎症反应的标志性事件；②补体系统、趋化因子和细胞因子是参与缺血再灌注损伤的主要体液因素，如补体的级联反应各阶段均参与了缺血再灌注损伤，TNF-α 可以与特异性受体结合诱导趋化因子表达和促进 ROS 的产生等；③细胞免疫系统也参与缺血再灌注损伤，如抗原依赖性 T 细胞的活化；④其他：如活化的血小板、肥大细胞、单核细胞、巨噬细胞等也参与了缺血再灌注损伤中的炎症过程。

5. 兴奋性氨基酸细胞内钙超载　是介导兴奋性氨基酸递质参与神经毒性作用的关键因素，可以引起谷氨酸受体过度激活，细胞外 GA 和天门冬氨酸（Asp）水平明显提高，随之发生神经细胞膜或胶质细胞膜的去极化，造成摄取 EAAs 的功能受损产生神经毒性作用，并引起神经元损伤。

三、再灌注后期

当血液供应重新建立后，大量毛细血管并不能得到再灌注，称为"无复流"。主要的原因可能是微血管血栓形成。同时，微循环在缺血期间内皮细胞肿胀导致毛细管腔狭窄并堵塞，再灌注后氧化应激致使其进一步恶化，也是导致"无复流"现象的可能原因。另外，缺血再灌注诱导的嗜中性粒细胞依赖性微血管内皮屏障破坏也起重要作用。

四、其他

除了上述几种机制参与了缺血再灌注损伤过程外，其他诸如：①表观遗传变化：包括 DNA 甲基化、组蛋白修饰、非编码 RNA 的调控；②蛋白激酶改变：包括丝裂原活化蛋白激酶（MAPK）、但蛋白激酶 Cd（PKCδ）、CaMK 和 RIP 激酶等；③蛋白裂解产物：如泛素蛋白酶体系统（UPS）、基质金属蛋白酶（MMPs）等也被证实了参与 I/R 损伤。

第二节　缺血再灌注损伤的临床表现

无论通过何种机制，缺血再灌注损伤最终造成脑血管系统损坏与脑细胞进一步死亡，而临床特征主要表现为脑出血（血管破裂）、血管源性水肿（血脑屏障通透性增加）与梗死面积扩大（细胞死亡）。在临床实践中，脑出血与严重的脑水肿是临床医师在做溶栓或取栓决策时最为顾虑的并发症。

一、脑出血

人脑组织中存在着血脑屏障（由毛细血管内皮细胞、基膜及星状胶质细胞等构成）与血 – 脑脊液屏障，以限制物质在脑组织中的自由交换，保护脑组织免受毒物影响。无论通过何种原因损坏血脑屏障，将导致血液成分进入脑组织或脑脊液中，从而引起脑出血。依据出血部位，包括脑实质出血、蛛网膜下隙出血与脑室内出血。

缺血再灌注损伤引起脑出血包括缺血期与再灌注期两个阶段。在缺血期，脑组织局部血流供应中断，神经细胞与胶质细胞开始死亡，并产生大量毒性物质，破坏血脑屏障；同时，低灌注区脑小血管自主调节功能破坏。而随着缺血时间的延长，血脑屏障破坏与小血管自我调节功能损坏逐步加重。在再灌注期，堵塞血管再通，血流迅速恢复，进一步促使氧自由基等毒性物质产生且破坏血脑屏障，同时，因脑血管自主调节功能损坏，面对突然增高的灌注压，容易过度扩张而发生破裂，最终导致血液成分进入脑组织或脑脊液中，发生出血。

脑出血是溶栓或取栓等再通治疗后最常见的并发症。而其中大部分与缺血再灌注相关。作为第一个证实阿替普酶静脉溶栓疗效的 NINDS 试验中，实验组纳入 312 例 3 小时内患者，其中总的出血率为 10.9%，而症状行颅内出血（sICH）率为 6.4%，显著高于对照组的 0.6%。而第一个证实支架机械取栓有效的 MR CLEAN 研究纳入 6 小时内卒中患者，随机接受取栓及标准治疗与单独标准治疗，标准治疗包括静脉溶栓等，结果发现取栓组 7.7% 的患者发生了 sICH。2016 年一项 meta 分析综合了 5 项支架机械取栓的随机对照研究 1287 例患者，发现支架机械取栓总的 sICH 率为 4.4%（28/634）。详见表 5-1。

表5-1　部分随机对照研究中出血转化情况

研究名称	年代	样本量	时间窗	对照治疗	再通组 总出血	再通组 SICH	对照组 SICH
				静脉溶栓			
NINDS	1995	624	3 小时	非再通治疗	34/312 （10.9%）	20/312 （6.4%）	2/312 （0.6%）
ECASS-2	1998	800	6 小时	非再通治疗	197/409 （48.4%）	36/409 （8.8%）	13/391 （3.4%）
				非支架机械取栓（＋/－静脉溶栓）			
IMS-3	2013	656	5 小时	静脉溶栓	146/434 （33.6%）	27/434 （6.2%）	13/222 （5.9%）
MR RESCUE	2013	118	8 小时	标准治疗	45/64 （70.3%）	3/64 （4.7%）	2/54 （3.7%）
SYNTHESIS	2013	362	6 小时	静脉溶栓	NG	10/181 （5.5%）	10/181 （5.5%）
				支架机械取栓（＋/－静脉溶栓）			
MR CLEAN	2015	500	6 小时	标准治疗	NG	18/233 （7.7%）	17/267 （6.4%）
ESCAPE	2015	316	12 小时	标准治疗	NG	6/165 （3.6%）	4/150 （2.7%）
SWIFT PRIME	2015	196	6 小时	静脉溶栓	NG	0/98 （0%）	3/97 （3.1%）
EXTEND-IA	2015	70	6 小时	静脉溶栓	4/35 （11.4%）	0/35 （0%）	2/35 （8.6%）

血管再通（静脉溶栓、血管内治疗）过程中血压控制水平是发生症状性脑出血（sICH）的危险因素已得到大家共识。国内最新的 TIMS-China 研究认为，年龄、脑卒

中严重程度、高血糖水平、心血管事件是 rt-PA 治疗后 sICH 的独立危险因素。国内最新的一项多中心研究发现，亚洲人群血管内治疗后出现 sICH 的危险因素有心脏栓塞性脑卒中、侧支循环不良、血管内延迟治疗、多次取栓、ASPECTS 的偏低、较高的嗜中性粒细胞比例等。尤其是侧支循环，一项荟萃分析显示，侧支循环基线好的患者血管内治疗后 sICH 风险更低 [RR = 0.59，95% CI 0.43 ~ 0.81，$P = 0.001$]，基于 DSA 的 ASITN/SIR 侧支分级系统是应用比较广泛的评估方法，ASITN/SIR 3 ~ 4 级被认为预示较低的出血转化风险。虽然局部麻醉和全身麻醉在 sICH 上并没有差异（$P = 0.37$），但研究者仍然建议在尽可能在局部麻醉下操作，以获得更低的 sICH 风险。目前血管内治疗常用的对比剂由于其高渗透性和固有的化学毒性，以及经微导管注射时对血管壁的冲击压力，可能导致 BBB 破坏而增加颅内出血风险。

二、脑水肿

脑水肿是缺血性卒中包括接受静脉溶栓等血管再通治疗患者常见的并发症，且与不良预后密切相关。血脑屏障的破坏是脑水肿发生的主要机制。缺血梗死发生后，缺血区小动脉持续扩张，自我调节功能受损，血脑屏障通透性增加；而血管再通后，脑血管自我调节功能尚未恢复，而迅速上升的血流进一步增高血脑屏障通透性，从而引起血管内物质进入组织间隙，加重水肿。严重的脑水肿，可升高颅内压力，减少脑组织再灌注，增加缺血损害，影响患者预后。一项综合"正压氧治疗缺血卒中研究（NBO）"与"EPITHET 研究"的分析发现，存在脑水肿的中重度卒中患者，不良预后（mRS 评分大于 2 分）风险是没有脑水肿患者的 4.55 倍，水肿体积大于 11ml 对不良预后的预测准确性是 77%、特异性达 75%。即使调整梗死面积扩大的影响后，水肿仍然是不良预后的独立危险因素。

目前对于血管再通治疗后脑水肿的研究报道主要集中在静脉溶栓方面，而血管内治疗相关的报道较少。Daniel 等人使用赫尔辛基卒中溶栓登记数据库分析了 1104 例静脉溶栓患者，发现溶栓后脑水肿发生率为 27.6%，其中大于半球 1/3 面积的水肿与中线移位各占 4.2% 与 5.6%。相比于对照组，发生脑水肿患者具有更严重的神经功能缺损，更高的大脑中动脉高密度征率以及更长的溶栓治疗延误。2017 年一项研究，分析了 SITS-ISTR 数据库中 42 187 例患者，发现脑水肿发生率为 22.7%，而中（大于 1/3 半球面积）、重度（中线移位）患者各占 4.9% 与 5.3%。除严重神经功能缺损和大脑中动脉高密度征外，血糖水平与意识障碍同样是水肿的独立危险因素。

尽管脑水肿发生是血管再通治疗后常见现象，然而目前对于血管再通是否会加重脑水肿存在争议。2017 年另一项基于磁共振影像的报道，综合了 EPITHET 研究与 MR RESCUE 研究的数据库中的 138 例患者，其中静脉溶栓 54 例，血管内治疗 35 例。结果发现良好的再灌注可降低脑水肿的程度，提示即使面临缺血再灌注风险，成功的再灌注依然可能减轻水肿。不过该研究中，仅 67 例患者是合并主要血管闭塞，对于大动脉闭塞性卒中以及支架辅助取栓治疗中，血管再通与水肿的关系尚无结论，需要更多的临床证据。

总之，缺血再灌注脑水肿的发生与病灶大小有关，梗死体积越大水肿越严重；其次与侧支循环有关，侧支循环越好，脑水肿发生率越低；血管开通时间越短，脑水肿发生率越低。血压调控亦是缺血再灌注脑水肿发生一个不可忽视的因素。

取栓后出血伴水肿见图 5-1。

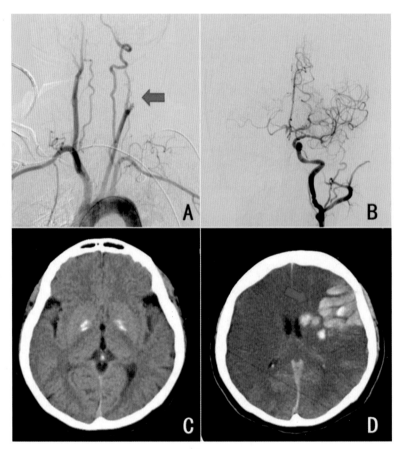

图5-1　取栓后出血伴水肿

注：62 岁女性，因"被发现右侧无力伴意识不清 1 小时"入院，既往二尖瓣膜置换术史，长期口服华法林，INR 2.5。

A：取栓前脑血管造影见左侧颈内动脉闭塞（箭头处）；B：取栓后见左侧颈内动脉开通良好；C：取栓前头颅 CT，未见明显损伤；D：取栓后头颅 CT，可见左侧颈内动脉梗死区域大面积出血（箭头处）伴水肿。

以上研究提示，脑出血与脑水肿是再灌注损伤的主要临床表现。需要注意的是，并非只有再灌注损伤才可能导致脑出血或水肿。大面积的缺血性卒中本身可能合并一定的出血转化，再灌注仅是增加了这一风险。而对于再灌注是促进水肿还是保护水肿尚存在争议。可能合理的解释是，再灌注一方面可能加重血脑屏障的破坏加重水肿，而另一方面又逆转脑组织低灌注范围，保护了缺血对脑组织与血脑屏障的破坏。这一猜测可能同样适用于对梗死面积扩大的解释，在急性期，如血流灌注不能及时恢复，梗死核心可能进一步扩大直至覆盖全部低灌注区域；再灌注一方面缓解了缺血导致的细胞死亡，另一方面通过炎症反应、氧化应激等途径导致神经细胞的进一步死亡。

高灌注随着血管内治疗的开展，血管再通比率明显增加，但临床获益并不与之成比例增加。人们开始更多关注脑高灌注问题。高灌注综合征（cerebral hyperperfusion syndrome，CHS）是指由于血管开通，原先低灌注区脑血流量显著增加超过脑组织代谢需要而引起的一种严重并发症。临床概念首先由 Sundt 等提出，常发生于颈动脉内膜剥脱术（carotid endarteretomy，CEA）后或颈动脉支架置入术（carotid artery angioplasty and stent placement，CAS）后。定义为术后原有症状加重，NIHSS 评分增加 ≥ 4 分，或表现为头痛、意识障碍、痫性发作等，同时头颅 CT 提示脑水肿明显、脑出血表现。CHS 是急性脑梗死血管内治疗后需积极预防、识别、处理的并发症之一。目前急性脑梗死血管内治疗后高灌注损伤发生率缺乏真实世界数据，既往报道的 CAS 术后 CHS 的发生率为 0.44% ~ 11.7%，与择期行 CAS 手术不同，急性脑梗死急诊血管内治疗受时间限制，不能更全面评估患者血管功能、侧支循环等情况，且与支架植入相比，取栓更易导致血管内皮损伤。

意识水平下降、意识内容改变和头痛是 CHS 最常见的临床表现。头痛常表现为中到重度位于术侧的搏动性头痛，剧烈头痛可引起血压持续升高，高血压状态又可加重脑组织的高灌注状态，形成恶性循环，最终诱发脑内小血管破裂，造成脑出血的严重后果。继发于 CHS 所致脑水肿的神经功能缺损是暂时性的，包括：皮层受损的症状（如偏瘫、偏身感觉障碍、意识障碍和失语）以及痫性发作（如局灶运动性癫痫或泛化为全面强直阵挛发作的癫痫），相对少见的症状包括共济失调、视觉异常和精神症状。

常规头部 CT 通常对于早期识别 CHS 帮助很小，头部 CT 提示弥漫性或片状白质水肿、占位效应或术侧颅内出血可能与 CHS 有关。有文献报道，术前影像学提示颅内存在缺血或出血灶的患者更易发生 CHS。SPECT（single-photon emission CT）可以用来检测术前脑血流的储备功能、脑反应性是否存在异常（乙酰唑胺试验）以及术后是否存在高灌注，它是识别 CHS 的敏感方法，可以区分缺血和高灌注。Kaku Y 等提出脑血管反应性＜20% 更容易在 CAS 术后出现 CHS。术后第一天脑血流增加仅见于术后脑反应性下降的患者。Ogasawara 等提出，在 SPECT 上高灌注至少持续到术后第 3 天才会导致 CHS。CHS 在 MRI 上的异常表现包括白质水肿、局灶性梗死、局限性或大范围出血等，同时 MRA 可以对颅内外的血管进行无创评估。磁共振灌注成像可以证明术后出现 CHS 的患者，两侧大脑半球存在 CBF 差异。但是，对于对侧颈动脉存在狭窄或闭塞的患者这种方法不能准确评估 CBF。一些新的磁共振技术，如连续动脉自旋标记灌注磁共振成像（continuous arterial spin labeling perfusion magnetic resonance imaging，CASL-pMRI）有助于识别具有 CHS 高危风险的患者。TCD 是最常应用的一项技术，它可以通过术中、术后监测颅内血管的脑血流速度预测脑血流改变。术中监测颈内动脉远端压力可以预测术后高灌注的发生。术中颈内动脉远端压力降低（＜40mmHg）对于预测术后高灌注具有很高的价值。术后 TCD 监测显示：术侧大脑中动脉血流速度与血压明显相关，血压升高时大脑中动脉血流速度加快，血压下降时大脑中动脉血流速度也随之减慢。这种现象通常持续 1～3 天，直至患者脑血管自动调节机制恢复后才能缓解。在所有 CHS 患者出现临床症状的时候，平均颈内动脉流速显著增加，其数值与症状严重程度成正比，在症状缓解后显著下降。

长期持续血压升高伴高血压性小动脉病、糖尿病、高龄、侧支循环代偿不良、术中远端颈动脉压力＜40mmHg、术中应用大剂量挥发性卤代烃麻醉药、术中脑缺血、术后血压控制差及术后给予抗凝药或抗血小板聚集药物均为高灌注的危险因素。

分析以上不良事件的具体原因，明确出血、水肿或梗死扩大究竟是归咎于再灌注损伤还是缺血本身的自然转化，既因受限于现有的检测方式或诊断标准无法有效实现，也并无更多的实际价值。临床中，通过对再灌注损伤临床表现的了解，在溶栓或取栓后期待再灌注获益同时，采取积极的手段预防或降低潜在的再灌注损伤风险，才是研究再灌注损伤的目的与意义所在。

第三节　再灌注损伤的预防与处理

尽管血管再通后可能面临着不同程度的再灌注损伤，部分甚至导致严重的残疾与死亡，然而，即使对那些出血或水肿的高危患者，急性期治疗的首位目标仍然是尽快地实现再灌注，以挽救缺血半暗带。因此，对再灌注损伤的关注与研究的目的，应该放在如何预防，或者至少减轻再灌注损伤的程度。近年来，关于再灌注损伤的干预措施的研究，主要内容有神经保护、维持灌注压稳定、保护血脑屏障、缺血预适应等；应用于临床，包括药物性神经保护、控制血压、低体温等。关于神经保护药物，已有较多综述与论著涉及，本节仅就血压管理、低温治疗两个方面做简单介绍。

一、血压管理与再灌注损伤

血压水平与再灌注损伤具有密切的关系，这一观点已得到共识。在健康的脑组织中，脑血管具有一定的自我调节功能，当血压在一定范围内波动时，脑血管可通过舒张或收缩调节管径，将脑血流维持在相对稳定的水平，以保证神经细胞的正常代谢；当缺血性卒中发生后，脑血管管径自我调节功能受损，脑灌注压更大程度依赖与血压水平。因此，高血压水平可导致高灌注压，从而更容易引起再灌注损伤。在早期静脉溶栓治疗相关研究中，血压是众多溶栓后出血转化预测量表的主要评分项目；在血管内治疗的时代，也有大样本的研究提示高血压水平与血管再通后出血转化及死亡相关。然而，关于溶栓或取栓后最佳血压水平尚存在争议。相对于指南中建议的 185/110mmHg 以下这一标准，已有越来越多的研究在探索进一步降低血压的潜在获益。部分相关内容可参见"急性缺血性卒中血压管理"这一章。

关于降压治疗以预防再灌注损伤所面临的首要问题是进一步降压是否会导致灌注不足。血压水平对于再灌注是把双刃剑，过高的血压固然可能导致出血、水肿等不良事件，但过低的血压也可能导致脑灌注血流不足，导致缺血半暗带区域神经细胞进一步缺血死亡。目前，对于溶栓及取栓后降压研究一般将收缩压目标值定在 140mmHg 以下。然而对于缺血性卒中患者，这一水平是否会导致缺血半暗带区灌注不足，尚无专门的研究探索。结合磁共振 /CT 灌注成像、TCD 等检查的临床研究可能提供进一步证据。同时，不同的患者因既往血压水平、血管状况、脑组织缺血程度等，病前脑血管自我调节功能与最"适宜"的灌注压可能是不同的；而在缺血性卒中发病后，依据不同的血管开通程度、梗死与缺血半暗带大小等，所适宜的灌注压应该也是因人而异。因此，急性期血压管理可能更需要"个体化"，需要考虑患者的梗死面积、侧支循环、闭塞血管开通程度等因素。如何在干预前明确不同患者的特性（个体的脑血流调节曲线）以制订个体化方案，并在干预过程中有效地监测脑血流以及时调整方案，是未来血压管理面临的重大挑战。

二、低温治疗

通常意义上的低温治疗是指通过将患者核心体温降低至目标温度（常为 32 ~ 35℃）以实现神经保护的作用。既往主要的方式包括全身体表低温技术、头颈表面低温技术与血管内低温技术。其神经保护的机制主要包括降低脑代谢率、抑制缺血后炎症反应和促炎性细胞因子的产生、降低血脑屏障通透性等。既往关于低温治疗对大面积脑梗死的临床效果存在一定的争议，近年来，少部分研究显示低温治疗在血管再通患者中具有较好的疗效。一项双中心前瞻性巢式队列研究纳入前循环 NIHSS 大于 10 分且再通良好（TICI ≥ 2b）的卒中患者。一个中心所有患者（39 例）接受低体温治疗（34.5℃，48 小时低温 48 小时复温），另一个中心（36 例）接受常规治疗作为对照组。结果发现低体温组有更低的脑水肿、出血转化，更高的良好预后。回归分析结果显示低体温治疗患者良好预后概率是对照组的 3 倍。低温治疗主要的并发症是肺部感染与电解质紊乱等。

除传统的低温治疗外，与动脉取栓结合的脑局灶选择性低温治疗可能是未来新的方向。动物试验显示，相比于传统低温治疗，与取栓结合的动脉内选择性低温治疗还具有冲刷微循环血管壁、促进毒性物质排除等作用。一项临床试验纳入 23 例发病 8 小时的患者，使用 4℃生理盐水，首先在血管再通前于梗死灶责任血管（颈内动脉或基底动脉）以 10ml 每分钟速度注射 50ml，其次在血管再通血流恢复同时，以 30ml 每分钟速度注射 10 分钟。在治疗过程中，患者全身体温仅有轻度下降（最大下降幅度 0.3℃），而重要脏器功能与生命体征稳定，首次提示局灶选择性低温治疗在人体中可能是安全的。而无论对于传统的低温治疗，还是局灶选择性低温治疗，仍然需要大量的临床研究以证实其疗效。

此外，优化流程缩短血管开通时间、手术方式与器械的进一步改进、早期侧支循环的建立、有效的神经保护剂的应用、精准的神经外科介入时机等是进一步研究的方向。

综上所述，缺血再灌注是血管再通治疗中常见的现象。在缺血及再灌注后，可能通过线粒体损伤、氧化应激、炎症反应等途径导致血脑屏障破坏与神经细胞进一步死亡，造成损伤。严重的再灌注损失临床表现为出血转化、严重脑水肿与梗死扩大。采取积极有效的手段预防或降低再灌注损伤程度，可提高血管再通治疗疗效，具有广阔的研究与应用前景。

（陆　敏　赵红东）

参考文献

[1]Cho AH，Cho YP，Lee DH，et al.Reperfusion injury on magnetic resonance imaging after carotid revascularization[J].Stroke，2014，45（2）：602–604.

[2]Chouchani ET，Pell VR，Gaude E，et al.Ischaemic accumulation of succinate controls reperfusion injury through mitochondrial ROS[J].Nature，2014，515（7527）：431–435.

[3]Yaghi S，Eisenberger A，Willey JZ.Symptomatic intracerebral hemorrhage in acute ischemic stroke after thrombolysis with intravenous recombinant tissue plasminogen activator：a review of natural history and treatment[J].JAMA neurology，2014，71（9）：1181–1185.

[4]Bai J，Lyden PD.Revisiting cerebral postischemic reperfusion injury：new insights in understanding reperfusion failure，hemorrhage，and edema[J].International journal of stroke：official journal of the International Stroke Society，2015，10（2）：143–152.

[5]Hausenloy DJ，Yellon DM.Ischaemic conditioning and reperfusion injury[J].Nature reviews Cardiology，2016，13（4）：193–209.

[6]Tsivgoulis G，Zand R，Katsanos AH，et al.Risk of Symptomatic Intracerebral Hemorrhage After Intravenous Thrombolysis in Patients With Acute Ischemic Stroke and High Cerebral Microbleed Burden：A Meta–analysis[J].JAMA neurology，2016，73（6）：675–683.

[7]Charidimou A，Turc G，Oppenheim C，et al.Microbleeds，Cerebral Hemorrhage，and Functional Outcome After Stroke Thrombolysis：Individual Patient Data Meta–Analysis[J].Stroke，2017，48（8）：2084–2090.

[8]Kongbunkiat K，Wilson D，Kasemsap N，et al.Leukoaraiosis，intracerebral hemorrhage，and functional outcome after acute stroke thrombolysis.Neurology，2017，88（7）：638–645.

[9]Nael K，Knitter JR，Jahan R，et al.Multiparametric Magnetic Resonance Imaging for Prediction of Parenchymal Hemorrhage in Acute Ischemic Stroke After Reperfusion Therapy[J].Stroke，2017，48（3）：664–670.

[10]Al–Mufti F，Amuluru K，Roth W，et al.Cerebral Ischemic Reperfusion Injury Following Recanalization of Large Vessel Occlusions[J].Neurosurgery，2018，82（6）：781–789.

[11]Cappellari M，Turcato G，Forlivesi S，et al.STARTING–SICH Nomogram to Predict Symptomatic Intracerebral Hemorrhage After Intravenous Thrombolysis for Stroke[J].Stroke，2018，49（2）：397–404.

[12]Kimberly WT，Dutra BG，Boers AMM，et al.Association of Reperfusion With Brain Edema in Patients With Acute Ischemic Stroke：A Secondary Analysis of the MR CLEAN Trial[J].JAMA

neurology，2018，75（4）：453-461.

[13]Mizuma A，You JS，Yenari MA.Targeting Reperfusion Injury in the Age of Mechanical Thrombectomy[J].Stroke，2018，49（7）：1796-1802.

[14]Piccardi B，Arba F，Nesi M，et al.Reperfusion Injury after ischemic Stroke Study（RISKS）：single-centre（Florence，Italy），prospective observational protocol study[J].BMJ open，2018，8（5）：e021183.

[15]Powers WJ，Rabinstein AA，Ackerson T，et al.2018 Guidelines for the Early Management of Patients With Acute Ischemic Stroke：A Guideline for Healthcare Professionals From the American Heart Association/American Stroke Association[J].Stroke，2018，49（3）：e46-e110.

急性缺血性卒中的血压管理

第一节　背景

　　血压水平的管理是缺血性卒中急性期治疗的重要环节。首先，无论栓子栓塞或原位血栓形成，抑或小血管病变或低灌注导致的缺血性卒中，最终均引起局部区域脑血流的降低或中断，灌注压下降或消失，从而导致脑细胞不可逆的死亡。而血压的水平直接影响了脑灌注压与血供，对脑组织细胞的损伤或存活具有重大的作用。其次，血压波动是脑卒中发病后常见的症状。无论既往有无高血压病史，相当一部分患者在急性期可出现血压增高现象。大规模观察性研究发现，77%的缺血性卒中患者急性期血压水平在140mmHg以上，而185mmHg以上的比例仍达到15%。而对于合并动脉夹层、心功能不全等并发症患者，可见血压降低等情况。因此，绝大多数卒中患者面临血压管理的问题。再次，无论对于缺血性卒中或出血性卒中，高血压均是独立的危险因素；低血压可能是低灌注型缺血性卒中的直接病因，导致急性期二次卒中发作，增加脑组织的损害。最后，血压水平作为反映血流动力学的重要指标，相比于其他影响预后的危险因素，具有容易监测、容易控制等特点，对于升高血压或降低血压，临床中均有较多的干预手段，通过控制血压，能够到达改善卒中病程、提高预后的目的。因此，急性期血压管理的意义，在于通过维持脑组织尤其是缺血组织的灌注压，达到改善患者预后的目的，而理想的血压管理即是通过调节血压水平，将脑灌注压控制在一个平衡点，在这一平衡点附近，既不会因为灌注压过低导致脑供血不足，也不会因灌注压过高而增加组织水肿程度或出血风险，从而避免卒中后进一步脑组织的损害，为神经功能的康复争取机会和时间。

第二节 一般患者急性期高血压的管理

所谓普通患者，即指未合并特殊并发症或严重病情，也无接受血管再通治疗计划的缺血性卒中患者。缺血性卒中后，因脑供血下降引起自身调节反应，肾素－血管紧张素－醛固酮系统激活，以及急性期应激等因素，常见血压增高现象。适量的血压增高可能产生脑灌注压升高，增加血供，起到积极的作用。但如果血压升高超过一定程度，脑血管自身调节紊乱，升高的血压可破坏血脑屏障，加重组织水肿与神经损伤。因此，急性期高血压控制对于卒中治疗是把双刃剑。

急性期高血压管理需要回答三个问题：第一，控制在多少水平合适；第二，血压的降低有无速度的要求；第三，首选或优选哪些降压措施。

第一个问题即血压控制的水平。数十年来，急性期血压的目标值是脑卒中治疗领域研究的热点问题。既往对于静脉溶栓患者的观察性研究发现，急性期的血压水平，尤其是收缩压水平，与长期预后呈"U"关系（图6-1），而最优的结局出现在收缩压140～150mmHg的病例。然而，考虑到急性期的血压升高可能反应自身血压调节，过度地干预可能会影响脑组织的灌注。多项病例对照研究及随机对照试验均未发现积极降压的优势，包括前期我国开展的"中国急性缺血性脑卒中降压"试验，纳入了4071例48小时以内缺血性卒中病例，对比在入院24小时内接受强化降压治疗与常规治疗，结果发现短期（14天）及中期（90天）死亡率及严重残疾率并无明显差异。因此，目前各国指南中对缺血性卒中常规患者的血压水平，仍然推荐控制在一个较高的水平。在国外，包括美国卒中协会等在内，常推荐对于无特殊合并症且非溶栓取栓患者，当血压在220/120mmHg以上时可考虑降压治疗，而我国2014年《急性缺血性脑卒中诊治指南》中推荐的目标值为200/110mmHg。需要强调的是，以上目标值均为推荐的血压控制水平的上限，进一步的血压控制是否可带来更多的获益仍不明确，也是目前卒中急救领域研究热点之一。

血压对卒中的影响是因人而异的。不同患者，既往的基础血压水平不同，卒中发生后脑组织的损伤程度各异，因此，理想的血压控制范围也可能不同。所划定的统一标准，可能并不完全适合于每个患者。而在临床实践中，或许不拘泥于指南共识的标准，结合实际情况，制订个体化的降压方案，针对病情发展变化做出及时的调整，可能更加有利于卒中的治疗。

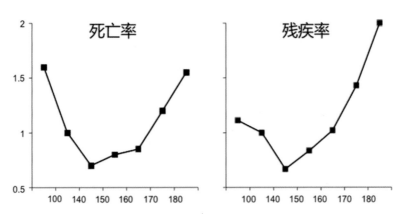

图6-1　急性期静脉溶栓后死亡率及残疾率与收缩压的关系

纵坐标为风险比，横坐标为收缩压，显示在 140 ~ 150mmHg 范围内患者死亡率及残疾率最低。（引用自 Ahmed 等人，<Stroke>2009，40：2442-2449）。

　　第二个问题即降压的速度。作为反映血流动力学自身调节的指标，血压具有较强的自主调节功能。人为地干预血压水平，可能造成脑血管自身调节的紊乱，反而加重缺血组织的损害程度。同时，血压的水平受血管、心脏等功能影响，实际处在动态的波动过程中，而非静止稳定的指标。既往多项研究发现，除基线血压水平以外，一定时期内收缩压及舒张压的波动情况与卒中的结局独立相关。提示对急性期血压不仅需要控制在合适的范围内，也需要考虑维持在一定的波动范围内。同时，对于血压过高的患者，即使面临较高的脑水肿风险，过快地降低血压可能也是同样有害的。美国、加拿大、欧洲等地区指南中，有推荐在初始降压时，收缩压水平降低幅度不超过 15%，而在初始 24 小时内不超过 25%，且应维持稳定。中国指南中也推荐谨慎处理，避免使用引起血压急剧下降的药物。

　　第三个问题就是降低血压的手段。包括给药途径与药物的选择。脑卒中发生后，时间即大脑，急性期的降压治疗同样需要尽快介入。同时由于降压过度同样可能影响预后，此时血压的控制还需要做的是能够及时调整血压，当监测血压下降过快或血压水平过低的时候，应能够及时终止降压治疗。因此，急性期的血压控制推荐优选静脉给药。如患者依从性不足或其他原因需要口服治疗时，也应优选中短效药物。在药物选择上，美国与中国的指南均推荐首选拉贝洛尔与尼卡地平。除此以外，肼屈嗪与依那普利也在推荐之列。当上述药物无效时，可考虑硝普钠治疗。缺血性卒中急性期常用降压药物如表 6-1 所示。

表6-1　缺血性卒中急性期常用降压药物

通用名	药理	用法	禁忌证
拉贝洛尔	选择性 α 受体与非选择性 β 受体阻断剂	静脉注射：25～50mg 在 5～10 分钟，15 分钟后可重复，总剂量不超过 200mg 静脉输液或泵入：1～4mg/min	过敏患者；支气管哮喘；心源性休克，急性或重度心力衰竭；窦性心动过缓、房室二至三度房室传导阻滞者
乌拉地尔	外周 α₁ 受体阻断剂，中枢 5- 羟色胺 1A 受体兴奋剂	静脉注射：10～50mg/ 次，观察 5 分钟，可重复注射 静脉输液或泵入：初始速度2mg/min 以内，维持速度 9mg/h	过敏患者；主动脉峡部狭窄或动静脉分流（除肾透析外）患者；哺乳期妇女
尼卡地平	钙离子拮抗药	静脉注射：必要时 10～30μg/kg 体重 静脉输液或泵入：2～10μg/kg 体重	过敏患者；颅内出血怀疑止血不完全；急性期颅内压增高；急性心功能不全伴重度主动脉瓣狭窄或二尖瓣狭窄、肥厚型闭塞性心肌病、重症心肌梗死

　　综上所诉，基于目前的临床证据与指南推荐，对于急性期普通患者，当出现血压过高（200/110mmHg 以上）时，可考虑降压治疗，降压原则应考虑平稳，逐步降压，密切监测血压和患者病情变化。降压治疗优选拉贝洛尔或尼卡地平静脉给药治疗。

第三节　特殊患者的高血压管理

一、接受血管再通治疗的患者

　　血管再通治疗，包括静脉溶栓、动脉溶栓、机械取栓等，即通过药物、介入或两者结合等手段，实现卒中责任血管的再通。与一般患者相比，这一类患者因迅速的血管再通，具有更高的出血转化等再灌注损伤风险，因此需要更加严格地控制血压水平。

　　目前对于静脉溶栓的患者，国外指南中推荐在静脉溶栓前应将血压控制在 185/110mmHg 以内，而我国指南中将标准更加严格地限制在 180/100mmHg 以内，同时至少维持 24 小时。对于进一步的降压能否降低颅内出血转化，目前尚无确切证据。2019 年发表的 ENCHANTED 试验（改进血压管理与静脉溶栓治疗，ENCHANTED）作为第一个尝试改变指南的随机对照试验，ENCHANTED 研究并没有就"静脉溶栓的最佳血压管理水平"这一问题提出回答，也没有提供足以改变指南的证据。积极降压组对颅内出血的改善，并没有转化为临床神经功能的获益。其阴性结果提示，在静脉溶栓的血压水平与临床预后可能并非单纯的因果关系，而血压对脑组织的作用可能具有多重且复杂的机制；另外，包括机械取栓在内的血管内治疗近年来得到迅速发展，然而对于血管内治疗围术期管理，尚缺乏足够的证据，并存在一定的争议，接受血管内治疗的患者，病理生理上常为大血管闭塞后迅速再通，此类患者可能面临更高的再灌注风险，因此可能适合更严格的血压管理。2015 年发表的《急性缺血性卒中血管内治疗中国指南》推荐"血管开通治疗前控制血压""血管内开通治疗后血压降至合理水平"。《早期血管内介入诊疗指南》中，对血压的目标值做了进一步详细的推荐，术前血压应控制在 180/105mmHg 以下，血管开通后对于高血压患者控制血压低于基础血压 20 ~ 30mmHg 水平，但不应低于 90/60mmHg。2017 年发表的《血管内治疗术后监护与管理中国专家共识》中，对术后的血压水平推荐控制在 120 ~ 140mmHg 可能是比较合适的降压范围。

需要注意，部分动脉取栓患者可能需要全身麻醉，同样可能降低血压，在选择降压治疗时应更加谨慎避免过低的血压。

二、重症缺血性卒中患者

重症缺血性卒中，常定义为神经系统功能重度损害（NIHSS > 15）且可出现呼吸循环等多系统功能障碍的缺血性卒中。与其他患者相比，重症卒中患者具有以下特点：①常合并较严重的颅高压与较低的脑灌注压；②常为大面积脑组织梗死，更易出现出血转化；③有需要外科手术去骨瓣减压的可能。因此，相比于普通患者，重症卒中患者的血压可能需要更加谨慎的控制。美国重症医学推荐重症患者的平均动脉压应控制在 85mmHg，收缩压控制在 220mmHg 以下，并且需要注意减少血压的波动。我国神经病学分会神经重症协作组对拟行去骨瓣减压的患者，推荐术前血压控制在 180/100mmHg 以下，术后 8 小时内，收缩压进一步控制在 140 ~ 160mmHg。

三、合并颅内外大动脉狭窄的患者

合并颅内外大动脉狭窄，即脑动脉内径的减少与基础脑供血不足。在大动脉狭窄基础上，如血压水平过低，更容易出现组织低灌注压，从而加重脑组织缺血，增加二次卒中的风险。因此，对于合并颅内外大动脉狭窄的患者应更加谨慎地控制血压水平。目前，并无针对大动脉狭窄急性期卒中患者降压目标值的直接推荐，对于此类患者，可能更需要注意个体化治疗。我科根据自身经验，在血压管理流程中对于合并大动脉狭窄或部分开通患者，48 小时内血压建议仍控制在 180mmHg 以下。有研究采用超声、磁共振与造影技术分析不同血压值对不同狭窄程度前后血压的影响，未来可能提供更多的临床证据。

急性缺血性卒中血压水平管理建议如图 6-2 所示。

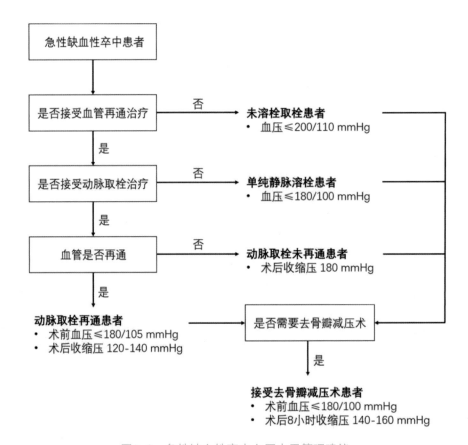

图6-2 急性缺血性卒中血压水平管理建议

依据 2014 年《急性缺血性脑卒中诊治指南》、2017 年《血管内治疗术后监护与管理中国专家共识》、2017 年《大脑半球大面积梗死监护与治疗中国专家共识》。

第四节 急性期低血压的处理

缺血性卒中急性期低血压较少见，一般见于基础血压偏低患者，以及合并主动脉夹层、血容量减少、心功能不全等并发症。低血压主要导致脑灌注压不足，栓塞血管栓子清除下降，从而加重缺血损害，增加二次卒中的风险。对于此类患者，首先应积极寻找低血压的原因，治疗原发病。必要时，可予扩容治疗，采用生理盐水等纠正低血容量。

（刘宇恺　邓齐文）

参考文献

[1]Jiang B，Churilov L，Kanesan L，et al.Blood Pressure May Be Associated with Arterial Collateralization in Anterior Circulation Ischemic Stroke before Acute Reperfusion Therapy[J]. Journal of stroke，2017，19（2）：222–228.

[2]Endo K，Kario K，Koga M，et al.Impact of early blood pressure variability on stroke outcomes after thrombolysis：the SAMURAI rt–PA Registry[J].Stroke，2013，44（3）：816–818.

[3]Qureshi AI，Ezzeddine MA，Nasar A，et al.Prevalence of elevated blood pressure in 563，704 adult patients with stroke presenting to the ED in the United States[J].The American journal of emergency medicine，2007，25（1）：32–38.

[4]Yamauchi H，Kagawa S，Kishibe Y，et al.Misery perfusion，blood pressure control，and 5–year stroke risk in symptomatic major cerebral artery disease[J].Stroke，2015，46（1）：265–268.

[5]Chan SL，Sweet JG，Bishop N，et al.Pial Collateral Reactivity During Hypertension and Aging：Understanding the Function of Collaterals for Stroke Therapy[J].Stroke，2016，47（6）：1618–1625.

[6]Tikhonoff V，Zhang H，Richart T，et al.Blood pressure as a prognostic factor after acute stroke[J].The Lancet Neurology，2009，8（10）：938–948.

[7]Ahmed N，Wahlgren N，Brainin M，et al.Relationship of blood pressure，antihypertensive therapy，and outcome in ischemic stroke treated with intravenous thrombolysis：retrospective analysis from Safe Implementation of Thrombolysis in Stroke–International Stroke Thrombolysis Register（SITS–ISTR）[J].Stroke，2009，40（7）：2442–2449.

[8]Xu T，Zhang Y，Bu X，et al.Blood pressure reduction in acute ischemic stroke according to time to treatment：a subgroup analysis of the China Antihypertensive Trial in Acute Ischemic Stroke trial[J].Journal of hypertension，2017，35（6）：1244–1251.

[9]Jauch EC，Saver JL，Adams HP，et al.Guidelines for the early management of patients with acute ischemic stroke：a guideline for healthcare professionals from the American Heart Association/ American Stroke Association[J].Stroke，2013，44（3）：870–947.

[10]中华医学会神经病学分会，中华医学会神经病学分会脑血管病学组.中国急性缺血性脑卒

中诊治指南2014[J].中华神经科杂志，2015，48（4）：246-257.

[11]Fischer U，Mattle HP.Blood Pressure in Acute Stroke Still No Answer for Management[J]. Stroke，2017，48（7）：1717-1719.

[12]Fan F，Yuan Z，Qin X，et al.Optimal Systolic Blood Pressure Levels for Primary Prevention of Stroke in General Hypertensive Adults：Findings From the CSPPT（China Stroke Primary Prevention Trial）[J].Hypertension（Dallas，Tex：1979），2017，69（4）：697-704.

[13]Nayani S，Sreedharan SE，Namboodiri N，et al.Autonomic dysfunction in first ever ischemic stroke：Prevalence，predictors and short term neurovascular outcome[J].Clinical neurology and neurosurgery，2016，150：54-58.

[14]Kellert L，Hametner C，Ahmed N，et al.Reciprocal Interaction of 24-Hour Blood Pressure Variability and Systolic Blood Pressure on Outcome in Stroke Thrombolysis[J].Stroke，2017.

[15]Carcel C，Anderson CS.Timing of blood pressure lowering in acute ischemic stroke[J].Current atherosclerosis reports，2015，17（8）：42.

[16]Powers WJ，Derdeyn CP，Biller J，et al.2015 American Heart Association/American Stroke Association Focused Update of the 2013 Guidelines for the Early Management of Patients With Acute Ischemic Stroke Regarding Endovascular Treatment：A Guideline for Healthcare Professionals From the American Heart Association/American Stroke Association[J].Stroke，2015，46（10）：3020-3035.

[17]Strbian D，Saposni kG.Review of the ENCHANTED Trial（Enhanced Control of Hypertension and Thrombolysis Stroke Study）：How Low Can We Go With Intravenous Tissue-Type Plasminogen Activator Dose and Blood Pressure Level? [J].Stroke，2016，47（12）：3063-3064.

[18]高峰，徐安定.急性缺血性卒中血管内治疗中国指南2015[J].中国卒中杂志，2015，（7）：590-606.

[19]中华医学会神经病学分会，中华医学会神经病学分会神经血管介入协作组，急性缺血性脑卒中介入诊疗指南撰写组.中国急性缺血性脑卒中早期血管内介入诊疗指南[J].中华神经科杂志，2015，48（5）：356-361.

[20]中国卒中学会重症脑血管病分会专家撰写组.急性缺血性脑卒中血管内治疗术后监护与管理中国专家共识[J].中华医学杂志，2017，97（3）：162-172.

[21]Talke PO，Sharma D，Heyer EJ，et al.Society for Neuroscience in Anesthesiology and Critical Care Expert consensus statement：anesthetic management of endovascular treatment for acute ischemic stroke*：endorsed by the Society of NeuroInterventionalSurgery and the Neurocritical Care Society[J].Journal of neurosurgical anesthesiology，2014，26（2）：95-108.

[22]Torbey MT，Bosel J，Rhoney DH，et al.Evidence-based guidelines for the management of

large hemispheric infarction：a statement for health care professionals from the Neurocritical Care Society and the German Society for Neuro-intensive Care and Emergency Medicine[J]. Neurocritical care，2015，22（1）：146-164.

[23]中华医学会神经病学分会神经重症协作组，中国医师协会神经内科医师分会神经重症专委会.大脑半球大面积梗死监护与治疗中国专家共识[J].中华医学杂志，2017，97（9）：645-652.

[24]陈霓红，周俊山，刘宇凯，等.早期积极降压对急性缺血性卒中静脉溶栓患者早期再灌注及转归的影响[J].国际脑血管病杂志，2015，23（10）：740-745.

第七章 急性缺血性卒中的抗血小板治疗

抗血小板治疗是急性缺血性卒中治疗中的基石。然而，抗血小板药物的种类选择及使用策略在不同类型的缺血性卒中中有一定差异。我国临床应用较多的是阿司匹林和氯吡格雷。抗血小板治疗的证据充分，已经得到临床医生的广泛认可和熟练运用。

一、抗血小板聚集药物的分类

抗血小板聚集药物从血小板形成血栓的不同环节干扰了血小板的活化或聚集，从而显著减少临床血栓事件，其抗血小板机制各有不同。可分为以下几类：

1. 环氧化酶（COX）抑制剂　如阿司匹林。
2. 二磷酸腺苷（ADP）受体拮抗剂　如氯吡格雷。
3. 磷酸二酯酶（PDE）抑制剂　如双嘧达莫、西洛他唑等。
4. 血小板膜糖蛋白 II b/ III a(GP II b/ III a)受体拮抗剂　如替罗非班、依替巴肽等。
5. 其他抗血小板药物　如奥扎格雷等。

二、静脉溶栓治疗患者的抗血小板聚集治疗

对于接受 rt-PA 静脉溶栓治疗的急性脑梗死患者，其抗血小板聚集治疗应在溶栓 24 小时后复查 CT 排除出血后开始使用（I 级推荐，B 级证据）；如果患者存在其他特殊情况（如合并疾病），在评估获益大于风险后且充分沟通后可以考虑在 rt-PA 静脉溶栓 24 小时内启动抗血小板聚集治疗（III 级推荐，C 级证据）。

溶栓后早期联合抗血小板聚集治疗证据尚不充分。缺血性卒中抗血小板聚集联合溶栓治疗（antiplatelet therapy in combination with Rt-Pa thrombolysis in ischemic stroke，ARTIS）研究显示，在 rt-PA 静脉溶栓开始 90 分钟内早期口服阿司匹林 300mg，没有改善 3 个月内神经功能预后或减少缺血性卒中发生，反而增加症状性颅内出血的风险。急性缺血性卒中使用 rt-PA 联合静脉用依替巴肽（糖蛋白 II b/ III a 受体拮抗剂）增强治疗（combined approach to lysis utilizing eptifibatide and rt-PA in acute ischemic stroke-full dose

Regimen，CLEAR-FDR）队列研究提示，标准剂量 rt-PA 联合依替巴肽是安全和有效的。国内第三军医大学大坪医院张猛教授团队的研究提示，接受 rt-PA 静脉溶栓的急性缺血性卒中患者溶栓后立即静脉用替罗非班是安全的，而且较单用 rt-PA 静脉溶栓患者更有效。然而，静脉溶栓患者 24 小时内启动抗血小板聚集治疗的有效性及安全性尚需大样本的 RCT 试验进一步验证。

三、早期血管内介入诊疗患者的抗血小板聚集治疗

1. 非桥接治疗患者的抗血小板聚集治疗　非桥接治疗患者，机械取栓后应常规给予抗血小板聚集药物。病因考虑为心源性栓塞时，术后可仅用单一抗血小板聚集药物；病因考虑为大动脉粥样硬化形成时，建议术后 24 小时排除出血转化后给予双联抗血小板治疗（Ⅰ级推荐，C 级证据）。

如果行急诊支架置入术，术前应予服用负荷剂量抗血小板药物（阿司匹林 300mg 及氯吡格雷 300mg）；术后每天联合服用阿司匹林 100mg 及氯吡格雷 75mg 至少 1 个月（Ⅰ级推荐，C 级证据）。也可术中使用糖蛋白Ⅱb/Ⅲa 受体拮抗剂（替罗非班或依替巴肽），如使用替罗非班时，可首先通过静脉给药或联合导管内给药给予负荷剂量 [0.4μg/（kg·min）] 持续 30 分钟（总剂量不超过 1mg），后静脉泵入 [0.1μg/（kg·min）] 维持 24 小时。如使用依替巴肽，可首先通过静脉或联合导管内推注 135 ~ 180μg/kg，继之持续静脉输注 0.5 ~ 2.0μg/（kg·min），维持 18 ~ 24 小时。术后根据 CT 复查结果，在停止糖蛋白Ⅱb/Ⅲa 受体拮抗剂治疗前 4 小时给予重叠双联抗血小板治疗。术后 24 小时应进行 MRA 或 CTA 检查评估靶血管的开通程度。

2. 桥接治疗患者的抗血小板聚集治疗　桥接治疗患者，静脉溶栓后 24 小时内的抗栓治疗是否存在风险尚不明确，对于桥接治疗合并急诊支架置入术的患者，为防止支架内急性血栓形成，静脉溶栓后 24 小时内抗栓治疗安全性尚不明确（Ⅲ级推荐，C 级证据）。

四、非静脉溶栓/血管内介入治疗患者的抗血小板聚集治疗

对不符合静脉溶栓或血管内介入治疗适应证且无禁忌证的缺血性脑卒中患者应在发病后尽早给予口服阿司匹林 150 ~ 300mg/d（Ⅰ级推荐，A 级证据）。急性期后可改为预防剂量（50 ~ 300mg/d）。对不能耐受阿司匹林者，可考虑选用氯吡格雷等抗血小板聚集治疗（Ⅲ级推荐，C 级证据）。

1. 对于未接受静脉溶栓治疗的轻型卒中患者（NIHSS 评分 ≤ 3 分），在发病 24 小

时内应尽早启动双重抗血小板治疗（阿司匹林和氯吡格雷）维持 21 天，有益于降低发病 90 天内的卒中复发风险，但应密切观察出血风险（Ⅰ级推荐，A 级证据）。

2. 发病 30 天内伴有症状性颅内动脉严重狭窄（狭窄率 70% ~ 99%）的缺血性脑卒中或 TIA 患者，应尽早给予阿司匹林联合氯吡格雷治疗 90 天（Ⅱ级推荐，B 级证据）。

3. 心房颤动患者心源性脑栓塞的抗血小板聚集治疗　目前尚缺乏心房颤动患者心源性脑栓塞后如何应用血小板聚集与抗凝药的相关数据。脑梗死面积较大的卒中患者，卒中后早期应用抗凝药物带来的出血风险大于预防卒中复发的获益，而对于 TIA 或脑梗死面积较小的卒中患者，早期（立即）启动或恢复抗凝治疗则可获益。因此，心房颤动患者心源性脑栓塞的抗血小板聚集治疗应根据患者的具体情况个体化选择。

（1）若患者于接受抗凝治疗期间发生中至重度缺血性卒中，则应在评估急性卒中出血风险后暂停抗凝治疗 3 ~ 12 天；对于已发生卒中的心房颤动患者，在启动或恢复口服抗凝治疗前，应考虑使用阿司匹林作为卒中二级预防药物。

（2）启动抗凝的时机（抗血小板聚集治疗的持续时间）：要充分权衡卒中复发的风险与脑梗死出血转化的风险。2016 年欧洲心脏病学会心房颤动管理指南推荐：TIA 急性发作 1 天后启动抗凝；轻度卒中（NIHSS 评分 < 8 分），可在急性发作 3 天后启动抗凝；中度卒中（NIHSS 评分 8 ~ 15 分），可在急性发作 6 天复查头颅 CT/MRI 评价出血转化后启动抗凝；重度卒中（NIHSS 评分 ≥ 16 分），可在急性发作 12 天复查头颅 CT/MRI 评价出血转化后启动抗凝。其中，倾向于早期启动抗凝治疗的因素包括：低 NIHSS 评分（< 8 分）、影响检查梗死面积较小或无梗死、高复发风险（如超声显示心源性栓子）、不需行颈动脉手术、无出血转化、临床情况稳定、年轻患者、血压控制良好等；而倾向于延迟启动抗凝治疗的因素包括：高 NIHSS 评分（> 8 分）、影响检查中 / 大面积梗死、需行胃造瘘术或重大手术、需行颈动脉手术、有出血转化、临床情况不稳定、老年患者、血压控制不佳等。

4. 心房颤动患者脑卒中伴发动脉粥样硬化的抗血小板聚集治疗　心房颤动患者脑卒中伴发动脉粥样硬化的治疗策略，目前尚缺乏临床研究的数据支持。2018 年《欧洲心律学会实践指导：房颤患者应用非维生素 K 拮抗剂口服抗凝药》意见如下：

（1）心房颤动患者脑卒中，伴发无症状的颈动脉动脉粥样硬化，建议使用口服抗凝药联合他汀类药物；而无须联合使用抗血小板聚集药物。

（2）心房颤动患者脑卒中，伴发症状性高危颈动脉狭窄，建议优先考虑内膜剥脱术；因为这种情况下行颈动脉支架术，需在抗凝治疗的基础上联合双重抗血小板聚集治疗，出血风险极高。内膜剥脱术后的数日内首选阿司匹林抗血小板聚集，之后在启动抗凝治疗后停用阿司匹林。

5. 脑梗死出血性转化

（1）无症状性出血转化的预后与无出血转化相比并无差异，目前尚缺乏对其处理的研究证据；因此，指南对无症状性出血转化者无特殊治疗建议。对于无症状性出血转化，本中心会详细评估再发脑梗死与出血转化扩大的风险，根据评估结果，继续按原方案使用抗血小板聚集治疗或适当降低抗血小板聚集的强度；一般不会停用抗血小板聚集治疗。

（2）症状性出血转化，停用抗栓治疗等致出血药物（Ⅰ级推荐，C级证据）。对于需要抗栓治疗的患者，可于症状性出血转化病情稳定后10天至数周后开始抗栓治疗，应权衡利弊。

6. 某些特殊情况的急性脑梗死　如急性脑梗死合并急性前壁ST段抬高型心肌梗死（伴或不伴左心室附壁血栓、前壁/心尖部室壁运动异常、左心室射血分数＜40%）；或急性脑梗死合并人工机械心脏瓣膜置入等。对于这些特殊情况下的急性脑梗死的抗血小板聚集治疗方案，目前尚缺乏对其处理的研究证据。可在充分评估栓塞与出血风险的基础上，与家属充分沟通的前提下，予以抗血小板聚集治疗、抗凝治疗或抗血小板聚集联合抗凝治疗；但须密切监测出血风险。

五、新型抗血小板药物在急性缺血性卒中的应用

1. 替格瑞洛　是一种新的血小板聚集抑制剂，其在冠状动脉粥样硬化性心脏病患者中应用的有效性及安全性已被PLATO研究及其多项亚组研究证实。然而，临床研究未证实替格瑞洛治疗轻型卒中优于阿司匹林，不推荐替格瑞洛代替阿司匹林用于轻型卒中的急性期治疗。替格瑞洛的安全性与阿司匹林相似，可考虑作为有使用阿司匹林禁忌证的替代药物（Ⅲ级推荐，B级证据）。

2. 替罗非班　是一种非肽类的血小板糖蛋白Ⅱb/Ⅲa受体的可逆性拮抗剂，替罗非班阻止纤维蛋白原与糖蛋白Ⅱb/Ⅲa结合，因而阻断血小板的交联及血小板的聚集。经严格筛选，可试用于血管再通后闭塞的急性缺血性卒中患者（静脉途径）。尽管有部分研究提示，接受rt-PA静脉溶栓的急性缺血性卒中患者溶栓后立即静脉用替罗非班是安全的，而且较单用rt-PA静脉溶栓组更有效；然替罗非班在缺血性卒中中的有效性及安全性尚需大样本的RCT试验进一步验证。

（时建铨）

参考文献

[1]中华医学会神经病学分会，中华医学会神经病学分会脑血管病学组.中国急性缺血性脑卒中诊治指南2018[J].中华神经科杂志，2018，51（09）：666-682.

[2]中华医学会神经病学分会，中华医学会神经病学分会脑血管病学组，中华医学会神经病学分会神经血管介入协作组.中国急性缺血性脑卒中早期血管内介入诊疗指南2018[J].中华神经科杂志，2018，51（09）：683-691.

[3]中国卒中学会，中国卒中学会神经介入分会，中华预防医学会卒中预防与控制专业委员会介入学组.急性缺血性卒中血管内治疗中国指南2018[J].中国卒中杂志，2018，13（7）：706-729.

[4]中华医学会神经病学分会，中华医学会神经病学分会脑血管病学组.中国急性缺血性脑卒中和短暂性脑缺血发作二级预防指南2014[J].中华神经科杂志，2015，48（04）：258-273.

[5]Steffel J，Verhamme P，Potpara TS，et al.The 2018 European Heart Rhythm Association Practical Guide on the use of non-vitamin K antagonist oral anticoagulants in patients with atrial fibrillation：executive summary[J].Europace，2018，39（16）：1330-1393.doi：10.1093/europace/euy054.[Epub ahead of print].

[6]Kirchhof P，Benussi S，Kotecha D，et al.2016 ESC Guidelines for the management of atrial fibrillation developed in collaboration with EACTS[J].Europace，2016，18（22）：1609-1678.

[7]Broderick J，Connolly S，Feldmann E，et al.Guidelines for the management of spontaneous intracerebral hemorrhage in adults：2007 update：a guideline from the American Heart Association/American Stroke Association Stroke Council，High Blood Pressure Research Council，and the Quality of Care and Outcomes in Research Interdisciplinary Working Group[J].Stroke，2007，38（6）：2001-2023.

[8]Zinkstok SM，Beenen LF，Majoie CB，et al.Early deterioration after thrombolysis plus aspirin in acute stroke：a post hoc analysis of the Antiplatelet Therapy in Combination with Recombinant t-PA Thrombolysis in Ischemic Stroke trial[J].Stroke，2014，45（10）：3080-3082.

[9]Adeoye O，Sucharew H，Khoury J，et al.Combined Approach to Lysis Utilizing Eptifibatide and Recombinant Tissue-Type Plasminogen Activator in Acute Ischemic Stroke-Full Dose Regimen Stroke Trial[J].Stroke，2015，46（9）：2529-2533.

[10]Johnston SC，Amarenco P，Albers GW，et al.Ticagrelor versus Aspirin in Acute Stroke or Transient Ischemic Attack[J].N Engl J Med，2016，375（1）：35-43.

[11]Li W，Lin L，Zhang M，et al.Safety and Preliminary Efficacy of Early Tirofiban Treatment After

Alteplase in Acute Ischemic Stroke Patients[J].Stroke，2016，47（10）：2649-2651.

[12]Wang Y，Minematsu K，Wong KS，et al.Ticagrelor in Acute Stroke or Transient Ischemic Attack in Asian Patients：From the SOCRATES Trial（Acute Stroke or Transient Ischemic Attack Treated With Aspirin or Ticagrelor and Patient Outcomes）[J].Stroke，2017，48（1）：167-173.

[13]Amarenco P，Albers GW，Denison H，et al.Efficacy and safety of ticagrelor versus aspirin in acute stroke or transient ischaemic attack of atherosclerotic origin：a subgroup analysis of SOCRATES，a randomised，double-blind，controlled trial[J].Lancet Neurol，2017，16（4）：301-310.

第八章

急性缺血性卒中溶栓及血管内治疗

第一节　急性缺血性卒中静脉溶栓治疗

"时间就是大脑"的口号已经深入人心，脑卒中发生后，随着卒中进展，每分钟有190万个神经元死亡。与正常老化引起的神经元丢失（每年损失约3100万神经元）相比，缺血的脑组织加速老化范围为每分钟9.9小时至10个月，中位数为每分钟1.5周。

因此，对于符合适应证的缺血性卒中患者，应尽早进行再灌注治疗，减轻缺血损伤，改善预后。

而静脉溶栓治疗作为再灌注治疗的重要手段之一，有明确的循证医学证据。1995年NINDS研究最早证实了阿替普酶在急性缺血性卒中发病3小时内静脉溶栓治疗的有效性和安全性。2008年，ECASS-3研究将阿替普酶静脉溶栓时间窗延长至3～4.5小时。从此，阿替普酶静脉溶栓逐渐发展并开始应用于实际临床，各国缺血性脑血管病诊治指南中均有明确推荐。到本文完成为止，关于脑血管病诊治或静脉溶栓最新指南主要包括：中国急性缺血性脑卒中诊治指南2018（以下简称2018年中国指南）、2018年AHA/ASA急性缺血性卒中早期管理指南及2019年更新（以下简称2019年AHA指南）、2021年欧洲卒中组织急性缺血性脑卒中溶栓指南（以下简称2021年欧洲溶栓指南）。

在实际临床应用中，由于患者就诊时间延迟及卒中中心的逐渐建设完善，缺血性卒中患者的静脉溶栓率也是逐渐提升的。欧洲国家平均只有7.3%的急性缺血性卒中患者接受了静脉溶栓治疗。国内之前的研究显示，只有10%～20%的急性缺血性卒中患者在3小时内到达医院，而在2013年之前，只有不到3%的患者接受了静脉溶栓治疗。经过多年的努力，我国的静脉溶栓率明显提高，2019—2020年，根据31个省份的938家三级医院和786家二级医院连续向中国卒中大数据观察平台（BOSC）报告的数据，急性缺血性卒中患者的总静脉溶栓率为5.64%，其中，二级医院高于三级医院（6.39%

vs 5.39%，$P < 0.001$ ）。

一、静脉溶栓药物种类及用法用量

理想的溶栓药物应具备以下特点：高效、安全、方便。具体要求包括：再通率高；高度选择性，不易引起出血；无免疫原性，不产生相应抗体，不发生过敏反应；减少对纤溶酶原激活剂抑制剂 –1（PAI–1）的再诱导；减少对血脑屏障的影响；半衰期长，用药次数少。经过多年发展，目前已应用于临床或已开展临床试验的潜在溶栓药物包括阿替普酶、替萘普酶、尿激酶、重组葡激酶等。

1. 阿替普酶　是最早获得美国 FDA 批准应用于缺血性卒中的溶栓药物。绝大多数的阿替普酶静脉溶栓研究，使用 0.9mg/kg（总量不超过 90mg，10% 静脉推注，余量持续 1 小时静脉泵入），目前中外主要指南均按此剂量推荐。

日本溶栓登记研究提示 0.6mg/kg 阿替普酶对急性缺血性卒中患者可能安全有效，出血风险低于标准剂量，可以减少死亡率，但并不降低残疾率，对于出血风险高的患者，可衡量病情和出血风险等因素个体化确定（Ⅱ级推荐，A 级证据）。用法：阿替普酶 0.6mg/kg（最大剂量为 60mg），其中总量的 15% 在最初 1 分钟内静脉推注，剩余的 85% 以输液泵持续输注 1 小时。2018 年中国指南纳入了此低剂量用法，认为可根据个体化因素考虑（Ⅱ级推荐，A 级证据）。然而在欧美的指南中，低剂量溶栓仍不推荐。

2. 替奈普酶　是一种新型的组织型纤溶酶原激活剂，比阿替普酶具有更长的半衰期、更高的纤维蛋白特异性和对纤溶酶原激活剂抑制剂 –1 的耐受性，可以快速注射，而不需要持续输注 1 小时。

一些小规模研究证明替奈普酶 0.25mg/kg 优于替奈普酶 0.1mg/kg 和阿替普酶 0.9mg/kg。NOR–TEST（挪威替奈普酶卒中试验）是一项 3 期临床试验，入组人群中包含了大量轻型卒中患者，结果显示替奈普酶（0.25mg/kg）与阿替普酶 3 个月预后良好（mRS 评分为 0 ~ 1 分）率分别为 64% 和 63%［OR，1.08（95% CI 0.84 ~ 1.38）］，组间 sICH（2% ~ 3%）相似。

基于以上研究，2019 年 AHA 指南对于替奈普酶有两条新增推荐：①单次静脉推注 0.25mg/kg，最大剂量 25mg 可能是有效的（Ⅱb 级推荐，B–R 级证据）；② 0.4mg/kg 单次静脉推注可用于轻度神经功能缺损且无颅内大血管闭塞的患者（Ⅱb 级推荐，B–R 级证据）。

替奈普酶能否替代阿替普酶，仍需要进一步积极的比较试验来测试其对功能结果的有效性和安全性。比较取栓前替奈普酶与阿替普酶静脉溶栓的 EXTEND–IA TNK 研究证实，与阿替普酶相比，0.25mg/kg 的替奈普酶显著增加取栓前的再通率（22% vs 10%，非劣效检验 $P = 0.002$，优效性检验 $P = 0.03$）。随后的 EXTEND-IA TNK 第 2 部分比较了 0.4mg/kg 和 0.25mg/kg 的替奈普酶，改善灌注效果相似（均为 19.3%）。两组间全因死亡和 sICH 无显著差异。

3. 重组葡激酶　是一种免疫原性低、溶栓活性高、对纤维蛋白选择性强的新型溶栓药物。在俄罗斯 385 例患者中进行的 FRIDA 试验显示发病 4.5 小时内给予重组葡激酶疗效不劣于阿替普酶 [OR，1.47（95% CI 0.93 ~ 2.32）]，而病死率、症状性颅内出血和严重不良事件在各组之间没有显著差异。需要进一步的试验来研究重组葡激酶与阿替普酶相比的优越性。

4. 尿激酶　目前仅在 2018 年中国指南推荐（Ⅱ级推荐，B 级证据）。我国九五攻关课题"急性缺血性脑卒中 6 小时内的尿激酶静脉溶栓治疗"结果显示 6 小时内采用尿激酶溶栓相对安全有效。用法：尿激酶 100 万 ~ 150 万 U，溶于生理盐水 100 ~ 200ml，持续静脉滴注 30 分钟。

5. 其他溶栓药物　链激酶因为出血风险高，不建议使用。其他药物如瑞替普酶、去氨普酶及其他纤溶药物，以及安克洛酶和其他降纤溶药物的效果尚不确定。

二、静脉溶栓适应证及禁忌证

静脉溶栓适应证及禁忌证最早来源于 NINDS 研究，根据后期研究历年更新。由于相关研究有限，各大指南中的静脉溶栓适应证和禁忌证不能包括所有临床情况，因此，在临床工作中，原则上符合适应证，而无绝对禁忌证均可考虑静脉溶栓治疗，但需要充分衡量获益与风险、个体差异、患方心理预期等多方因素，与患方充分沟通后实施。

临床上，国内多采用 2018 年中国急性缺血性脑卒中诊治指南的静脉溶栓适应证、禁忌证见表 8-1 至表 8-3。

表8-1　3小时内阿替普酶静脉溶栓的适应证、禁忌证及相对禁忌证

适应证
1. 有缺血性卒中导致的神经功能缺损症状
2. 症状出现 < 3 小时
3. 年龄 ≥ 18 岁
4. 患者或家属签署知情同意书
禁忌证
1. 颅内出血（包括脑实质出血、脑室内出血、蛛网膜下隙出血、硬膜下 / 外血肿等）
2. 既往颅内出血史

3. 近 3 个月有严重头颅外伤史或卒中史

4. 颅内肿瘤、巨大颅内动脉瘤

5. 近期（3 个月）有颅内或椎管内手术

6. 近 2 周内有大型外科手术

7. 近 3 周内有胃肠或泌尿系统出血

8. 活动性内脏出血

9. 主动脉弓夹层

10. 近 1 周内有在不易压迫止血部位的动脉穿刺

11. 血压升高：收缩压 ≥ 180mmHg，或舒张压 ≥ 100mmHg

12. 急性出血倾向，包括血小板计数低于 100×10^9/L 或其他情况

13. 24 小时内接受过低分子肝素治疗

14. 口服抗凝剂且 INR > 1.7 或 PT > 15 秒

15. 48 小时内使用凝血酶抑制剂或 Xa 因子抑制剂，或各种实验室检查异常（如 APTY、INR、血小板计数、ECT、TT 或 Xa 因子活性测定等）

16. 血糖 < 2.8mmol/L 或 > 22.22mmol/L

17. 头 CT 或 MRI 提示大面积梗死（梗死面积 > 1/3 大脑中动脉供血区）

相对禁忌证

下列情况需谨慎考虑和权衡溶栓的风险与获益（即虽然存在一项或多项相对禁忌证，但并非绝对不能溶栓）：

1. 轻型非致残性卒中

2. 症状迅速改善的卒中

3. 惊厥发作后出现的神经功能损害（与此次卒中发生相关）

4. 颅外段颈部动脉夹层

5. 近 2 周内严重外伤（未伤及头颅）

6. 近 3 个月内有心肌梗死史

7. 孕产妇

8. 痴呆

9. 既往疾病遗留较重神经功能残疾

10. 未破裂且未经治疗的动静脉畸形、颅内小动脉瘤（< 10mm）

11. 少量脑内微出血（1 ~ 10 个）

12. 使用违禁药物

13. 类卒中

注：rtPA：重组组织型纤溶酶原激活剂；INR：国际标准化比率；APTT：活化部分凝血酶时间；ECT：蛇静脉酶凝结时间；TT：凝血酶时间；1mmHg = 0.133kPa。

表8-2　3～4.5小时rtPA静脉溶栓的适应证、禁忌证和相对禁忌证

适应证

1. 缺血性卒中导致的神经功能缺损

2. 症状持续 3 ～ 4.5 小时

3. 年龄 ≥ 18 岁

4. 患者或家属签署知情同意书

禁忌证：同上表

相对禁忌证（在上表的相对禁忌证基础上补充如下）

1. 使用抗凝药物，INR ≤ 1.7，PT < 15 秒

2. 严重卒中（NIHSS 评分 > 25 分）

注：NIHSS：美国国立卫生研究院卒中量表；INR：国际标准化比率；PT：凝血酶原时间。

表8-3　6小时内尿激酶静脉溶栓的适应证及禁忌证

适应证

1. 有缺血卒中导致的神经功能缺损症状

2. 症状出现 < 6 小时

3. 年龄 18 ～ 80 岁

4. 意识清楚或嗜睡

5. 脑 CT 无明显早期脑梗死低密度改变

6. 患者或家属签署知情同意书

禁忌证：同阿替普酶的禁忌证

应该注意到，随着急性缺血性卒中静脉溶栓治疗不断开展，发现了不少新问题影响适应证、禁忌证，如高龄患者、卒中严重程度、近期有过手术等，同时也不断有新的研究或数据。

1. 时间　溶栓时间窗仍在变化。美国 FDA 1996 年批准阿替普酶用于缺血性卒中超急性期治疗，其主要依据为 1995 年美国国立神经疾病和卒中研究所（national institute of neurological disorders and stroke，NINDS）研究显示发病 3 小时内阿替普酶静脉溶栓是安全有效的（Ⅰ级推荐，A 级证据）。2008 年欧洲急性卒中协作组研究（effect of the european cooperative acute stroke study，ECASS-3）研究证实对发病 3.0 ～ 4.5 小时患者进行阿替普酶静脉溶栓也可显著增加 3 个月良好预后，认为静脉溶栓时间窗可延长至发病 4.5 小时（Ⅰ级推荐，B 级证据），需注意该研究有以下排除标准：患者年龄 > 80 岁、口服抗凝剂且无论国际标准化比值（INR）如何、基线 NIHSS 评分 > 25、影像提示缺血范围超过 1/3 的大脑中动脉供血区，既有卒中史又有糖尿病史。

对于发病时间 > 4.5 小时的患者，既往认为静脉溶栓风险超过获益，不推荐使用阿替普酶静脉溶栓，然而多模式神经影像指导下能否延长溶栓时间窗的研究逐步揭晓，溶

栓时间窗有了新的变化。

大约三分之一的急性缺血性卒中患者出现卒中发病时间未知，五分之一的急性缺血性卒中患者醒来时出现症状。2018 年发表的 WAKE-UP 研究是一项随机、安慰剂对照的多中心临床研究，有可能改写指南。该研究从 2012 年 9 月开始，在 8 个欧洲国家的 61 个中心进行，原计划纳入 800 例患者，但由于资金不足提前中止，最终纳入了 503 例患者。所有患者确切发病时间不明（醒后卒中或不知道确切的发病时间），但距最后正常时间均超过 4.5 小时，通过磁共振 DWI/FLAIR 不匹配原则筛选合适患者进行阿替普酶静脉溶栓治疗。研究显示，溶栓组 90 天时有更好结局，溶栓组患者良好预后（90 天 mRS 0 ~ 1 分）比例 53.3%，而对照组为 41.8%；但同时，溶栓组死亡及症状性颅内出血比例也较安慰剂组高，静脉溶栓组 90 天时死亡率相对增加（4.1% vs 1.2%，$P = 0.07$），脑实质出血（parenchymal hemorrhage type 2）的发生率显著增加（4.0% vs 0.4%，$P = 0.03$）。由于缺乏资金，试验提前终止。事后分析证实了患者亚组的阳性结果。获益与风险并存，但获益大于风险，这与以往的 4.5 小时内溶栓试验的结果也是一致的。

2018 年中国指南对于对发病时间未明或超过静脉溶栓时间窗的急性缺血性脑卒中患者，推荐符合血管内治疗适应证的应尽快启动血管内取栓治疗；如果不能实施血管内取栓治疗，可多模影像学评估是否进行静脉溶栓治疗（Ⅱ级推荐，B 级证据）。2019 年 AHA 指南对于超 4.5 小时静脉溶栓仍没有推荐意见。

一项荟萃分析收集了四项发病时间不明卒中静脉溶栓试验（WAKE UP、THAWS、EXTEND 和 ECASS 4）共纳入 843 例患者。同样，静脉溶栓组 420 例患者中有 47% 的患者在 3 个月预后有益，而对照组 409 例患者中的这一比例为 39%（调整后的 OR：1.49，95% CI 1.10 ~ 2.03；$P = 0.011$）。一个显著的发现是 3 个月死亡率增加（调整后的 OR：2.06，95% CI 1.03 ~ 4.09；$P = 0.040$），这可能与 sICH 风险增加有关（3% vs 0.5%，$P = 0.024$）。这些研究都采用了多模影像指导治疗，提示了时间窗向组织窗的转变。

2021 年欧洲溶栓指南，对于发病 4.5 ~ 9 小时的患者，无高级成像者不建议静脉溶栓，有高级成像证实存在不匹配且不适合或者不考虑取栓患者可以考虑静脉溶栓治疗。如考虑取栓，取栓前是否静脉溶栓无法达成共识。而对于在非取栓中心就诊的卒中患者，9 名专家中有 6 名建议取栓前静脉溶栓。

2021 年欧洲溶栓指南，对于醒后 / 发病时间不明患者，最后正常时间 4.5 小时以上或睡眠中点时间 9 小时内，存在 MRI DWI-FLAIR 不匹配，且不适合或者不考虑取栓患者建议静脉溶栓治疗。而如果同时有静脉溶栓和机械取栓的适应证，如在取栓中心就诊则 9 名专家中有 6 名建议静脉溶栓，如在非取栓中心就诊则 9 名专家中有 7 名建议静脉溶栓。

2. 年龄　其因素目前总体趋向于更积极治疗。虽然高龄（＞80岁）患者静脉溶栓风险更大，但越来越多的证据认为风险不能抵消溶栓治疗的获益。第三次国际卒中试验（third international stroke trial，IST-3）入组了 6 小时内的患者接受静脉溶栓治疗，结果显示年龄 ≥ 80 岁患者应用阿替普酶仍有主要终点事件的获益。2019 AHA 指南认为对于发病 3 ~ 4.5 小时的 80 岁以上患者，阿替普酶溶栓治疗与年轻患者一样安全有效（Ⅱa 级推荐，B-NR 级证据）。2018 年中国指南认为 80 岁以上及 80 岁以下患者应用阿替普酶静脉溶栓的有效性、安全性一致，该指南中阿替普酶静脉溶栓的适应证、禁忌证中已不再提及高龄因素。而 18 岁以下人群溶栓的有效性和安全性目前仍不明确（Ⅱb 级推荐，B 级证据）。

3. 轻型卒中（Minor Sroke）　定义没有统一标准。文献研究中常常采用 NIHSS 来评判，一般要求每个项目的分数 ≤ 1 或 NIHSS 总分 ≤ 5 分。国内《高危非致残性缺血性脑血管事件诊疗指南》将轻型卒中定义为以下三种情况中的任意一种：① NIHSS 评分 ≤ 3 分；② NIHSS 评分 ≤ 5 分；③ mRS 评分 ≤ 3 分。

轻型卒中溶栓评估的关键一点是确定症状是否致残，这与快速缓解的卒中类似，故两者往往同时阐述。明确致残被定义为如果症状无改善，将影响患者进行基本的日常生活活动（即洗澡、行走、如厕、卫生和进食）或重返工作岗位。非致残症状包括半身感觉症状、单眼视力丧失、双眼复视、视野视力缺损、构音障碍、吞咽困难或共济失调等，而无明显失语、偏瘫。由于 NIHSS 评分对于后循环症状，如眩晕、步态不稳的代表性不足，后循环卒中更可能会被定为轻型卒中。在卒中的超急性期就诊判断未来是否致残有一定挑战性。

目前的 2019 年 AHA 指南、2021 年欧洲溶栓指南指出，对于持续时间小于 4.5 小时的急性轻型致残性缺血性卒中患者，可以考虑静脉溶栓治疗。而对于持续时间 < 4.5 小时的急性轻型非致残性缺血性卒中患者是否选择静脉溶栓，仍有争议。

PRISMS 试验是一项随机对照试验，表明在 NIHSS 较低且无致残的患者中，rtPA 可能不会带来益处，并且可能会增加症状性颅内出血的风险。对于无致残性轻型卒中 2019 AHA 指南建议可以考虑静脉溶栓，但需要衡量获益与风险。2021 年欧洲溶栓指南则建议不溶栓。

需要注意的是，低 NIHSS 评分也可能是大血管闭塞的早期表现。有文献报道，在最初症状轻微的患者中，多达三分之一的患者可能存在大血管闭塞，症状可能持续恶化。多模影像学检查有助于对此类患者做出筛选。对于此类 4.5 小时内轻型非致残性缺血性卒中患者，2021 欧洲溶栓指南中，8 名专家有 6 名建议静脉溶栓。

三、静脉溶栓的监护及处理

1. 收入重症监护病房或卒中单元监护。

2. 监测血压及神经功能，静脉溶栓治疗中及结束后 2 小时内，每 15 分钟检查一次血压及神经功能；然后每 30 分钟一次，持续 6 小时；以后每小时一次直至治疗后 24 小时。

3. 如出现严重头痛、血压急剧升高、恶心或呕吐，或神经症状体征恶化，应立即停用溶栓药物并行脑 CT 检查。

4. 如收缩压 ≥ 180mmHg 或舒张压 ≥ 100mmHg，应增加血压监测次数，并给予降压药物。

5. 在病情许可的情况下推迟放置鼻饲管、导尿管及动脉内测压管。

6. 溶栓 24 小时后，给予抗凝药或抗血小板药物前应复查颅脑 CT/MRI。

四、溶栓并发症

1. 血管源性水肿 反应（口唇或舌部）通常是轻微的、短暂的，一般 24 小时内可消退，少数可能出现急性呼吸道梗阻。接受静脉血栓治疗的患者中，有 1.3% ~ 5.1% 的患者出现血管源性水肿，其中症状严重需麻醉科紧急干预的占 0.3% ~ 0.8%。血管源性水肿的发生与血管紧张素转化酶抑制剂的使用、累及岛叶和额叶皮质的梗死有关。经验治疗包括抗组胺药物和糖皮质激素类药物。症状严重者需紧急气管插管或切开、呼吸机辅助通气。

2. 症状性颅内出血（symptomatic intracranial hemorrhage，sICH） 颅内出血是溶栓后患者常见并发症之一，可分为无症状性颅内出血、症状性颅内出血，后者有可能影响患者结局，为研究主要关注点。2017 年 12 月 Stroke 杂志发表的《急性缺血性卒中阿替普酶静脉溶栓后出血转化的治疗与预后的科学声明》、国内《中国急性脑梗死后出血转化诊治共识 2019》对已有研究证据做了总结。

症状性颅内出血定义标准仍有争议：NINDS 研究定义为复查头颅 CT 或 MRI 提示颅内出血，并伴与出血有关的神经功能恶化；而 ECASS 3 定义为与基线相比 NIHSS 评分增加 ≥ 4 分或 36 小时死亡且合并实质性血肿。其统一的观点在于：①影像学提示出血表现；②神经功能恶化。

在 NINDS 研究中，阿替普酶静脉溶栓患者中，有 6.4% 的患者出现了症状性颅内出血，而使用安慰剂的患者只有 0.6%。然而，治疗组与安慰剂对照组的死亡率在 3 个月（17% 和 20%）和 1 年（24% 比 28%）相似。症状严重程度、治疗时间延迟、高血压、血小板减少、心力衰竭和低凝血酶原激活物抑制剂水平是症状性颅内出血的独立风险因素。

症状性颅内出血的发病机制主要有：①血管壁损伤，血管通透性异常增高；②闭塞血管再通导致缺血再灌注损伤引起继发性出血；③侧支循环建立，多为新生毛细血管，容易导致出血性转化。

在 NINDS 研究中症状性颅内出血被分为出血性脑梗死（hemorrhagic infarction，HI）和脑实质出血（parenchymal hematoma，PH）（表 8-4）。而欧洲急性卒中协作研究（ECASS）及海德堡类标准更细致。

表8-4　NINDS研究中症状性颅内出血分类

	NINDS		ECASS		海德堡分类
HI	急性梗死血管区域内，有边界不清的斑点或可变的低密度/高密度病灶	HI-1	点状出血	1a	HI1，散在点状出血，无占位效应
		HI-2	融合的点状出血	1b	HI2，融合点状出血，无占位效应
PH	典型血肿，边界清晰高密度病灶，伴/不伴水肿	PH-1	<梗死面积30%，轻微占位效应	1c	PH1，<梗死面积30%的血肿，无明显占位效应
		PH-2	>梗死面积30%，显著占位效应	2	≥梗死面积30%的血肿，有明显占位效应
				3a	梗死远隔部位脑实质血肿
				3b	脑室出血
				3c	蛛网膜下隙出血
				3d	硬膜下出血

有学者提出使用出血风险评估量表评估出血风险，常用的有 MSS、HAT、SEDAN、SITS-SICH、GRASPS GWTG、THRIVE、SPAN-100 等（表 8-5）。这些模型的预测价值尚需前瞻性研究进一步验证。目前不建议作为排除溶栓或事后评价某个患者是否应该溶栓的工具，可以作为病情预判及监护强度的确定。

表8-5 出血风险评估量表出血风险评估

评分	组成	ROC 曲线（C 值）
MSS	年龄，NIHSS，血糖，血小板数（0 ~ 4 分）	0.59 ~ 0.86
HAT	NIHSS，糖尿病或血糖，早期 CT 低密度灶（0 ~ 5 分）	0.59 ~ 0.79
SEDAN	年龄，NIHSS，血糖，大脑中动脉高密度征，早期 CT 低密度灶（0 ~ 5 分）	0.50 ~ 0.70
SITS-ICH	年龄，NIHSS，血糖，体重，高血压，抗血小板治疗方案，收缩压，发病至治疗时间（0 ~ 12 分）	0.58 ~ 0.76
GRASPS GWTG	年龄，NIHSS，血糖，收缩压，是否亚裔，性别（0 ~ 101 分）	0.61 ~ 0.83
THRIVE	年龄，NIHSS，高血压，糖尿病，心房颤动（0 ~ 9 分）	0.6
SPAN-100	年龄，NIHSS（0 ~ 1 分）	0.55 ~ 0.57

一旦发现症状性颅内出血，应根据不同出血类型，给予相应治疗，可参照自发性颅内出血处理，必要时外科干预。

一般来说，HI-1 或 HI-2 型出血转化不影响预后，没有任何相关的神经功能缺损加重的患者，可能不需要紧急改变治疗方案，但需要对这些患者的血压进行更为密切的检测，动态观察，以免漏诊出血加重。

而 PH-1 或 PH-2 型出血转化，尤其是 PH-2 型，均有早期血肿扩大的风险，对早期功能恶化及长期卒中预后相关。对于此类患者，首先应确定是否存在任何医源性、获得性或先天性止凝血功能异常。针对出血进行颅内压管理、控制血压等治疗。应当停止使用抗血小板药物，并考虑逆转抗凝治疗。

阿替普酶的半衰期非常短，但它对凝血级联的影响可能长达 24 小时或更久。对于逆转抗凝治疗，有一定争议。主要是对于症状性颅内出血患者而言，逆转抗凝有可能增加血栓形成风险。与自发性颅内出血不同，溶栓后的症状性颅内出血患者的逆转凝血功能治疗仍然缺乏可靠研究。有学者认为除非需要考虑外科干预，否则不需要考虑逆转抗凝治疗，但也有学者认为可以启动经验性冷沉淀物治疗。也可以考虑用抗纤维蛋白溶解剂，如氨基己酸、氨甲环酸进行治疗。重组人凝血因子Ⅶa（recombinant human coagulation factor Ⅶa，rFⅦa）获益不明确。此外，除非存在血小板偏低，血小板输注在逆转阿替普酶相关凝血障碍的疗效不确切。甚至在一项阿替普酶相关性凝血功能障碍研究中，接受血小板输注的患者更可能发生血肿扩张，因此该研究反对输注血小板。对于同时服用华法林的溶栓患者，新鲜冰冻血浆（fresh frozen plasma，FFP）、凝血酶原复合物（prothrombin complex concentrates，PCC；包括了凝血因子Ⅱ、Ⅶ、Ⅸ、Ⅹ、蛋白

C、蛋白 S）、维生素 K 可作为辅助治疗，但获益尚不明确。外科手术是可选方案之一，但应谨慎权衡手术获益与出血风险。

3. 溶栓后早期神经功能恶化（early neurological deterioration，END） 定义在不同的研究中可能不一致，但目前较为广泛接受的一个定义是指在溶栓 24 小时 NIHSS 评分较基线增加 ≥ 4 分或死亡。有报道在静脉溶栓患者中 END 发生率可达 4.5% ~ 10%，且与不良预后相关。END 仅仅是一个现象，更多是由于但不限于缺血本身所致，具体包括血管再通失败、远端低灌注和潜在的再灌注损伤、血栓远端迁移、血管再闭塞、短期再发卒中、颅内出血、脑水肿、痫性发作等。其可能危险因素包括：高龄、较高的随机血糖水平、白细胞计数及卒中严重程度、吞咽障碍、昏迷、责任大血管闭塞及心源性脑栓塞等。

一项对 SITS- 国际卒中溶栓登记中 50 726 例患者的分析显示，END 的发生率为 6.7%。在多变量分析中与 END 独立相关的因素是脑出血、颈动脉狭窄、其他大血管病变、缺血性中风与 TIA/ 脑卒中模拟。与无 END 相比，END 与 90 天更差预后以及 90 天死亡率有关，END 大大增加了残疾和死亡率的风险。荟萃分析显示与 END 风险增加相关的生物标志物包括：①代谢方面：葡萄糖、糖化血红蛋白、低密度脂蛋白、总胆固醇、甘油三酯、尿素、白蛋白偏低；②反应炎症和兴奋性毒性方面：血浆谷氨酸、脑脊液谷氨酸、同型半胱氨酸、白细胞数、超敏 C 反应蛋白；和③凝血 / 血液学方面：纤维蛋白原、血红蛋白减少。

对于出现早期神经功能恶化应探究其病因，针对不同病因采取不同措施，并控制危险因素，尽量阻止疾病进展。

五、小结

静脉溶栓有着明确循证医学证据，对于急性缺血性卒中有着良好效果。更先进的多模影像促进了时间窗向组织窗的转变。新型溶栓药物的发展，有可能出现更高效、更安全、更便捷的溶栓药物。溶栓后的监护与并发症的处理也至关重要，需要根据具体病情具体分析，以期获得更好效果。

第二节　急性缺血性卒中血管内治疗

急性缺血性脑卒中（acute ischemic stroke，AIS）是由于供血动脉狭窄或闭塞导致脑供血不足引起的急性脑组织缺血缺氧坏死，导致神经功能缺损的症状体征。大血管闭塞性卒中占急性缺血性卒中的 20% 左右。

2004 年 8 月美国食品药品管理局（FDA）首次批准在 AIS 的治疗中应用 Merci 取栓系统，开创了 AIS 机械取栓治疗新的里程。在经历过了 2013 年的寒冬之后，2014、2015 年 6 大临床试验（MR CLEAN、ESXAPE、SWIFT PRIME、EXTENT-IA、REVASCAT）让机械取栓治疗重返历史舞台，2015 年急性缺血性卒中指南把 6 小时内机械取栓作为 AIS 治疗的 I 类推荐，A 级证据，以最高等级推荐用于急性缺血性脑卒中患者的救治，2018 年指南被再次改写：DWI 或 CTP 联合临床不匹配对醒后卒中和晚就诊卒中患者使用 Trevo 装置行神经介入治疗（DWI or CTP assessment with clinical mismatch in the triage of wake up and late presenting strokes undergoing neurointervention with Trevo，DAWN）研究在美国、加拿大、欧洲、澳大利亚的 26 家中心开展，由于在进行预设的中期分析时取栓组较对照组显示出显著优势而提前终止；影像评估筛选缺血性卒中患者血管内治疗（endovascular therapy following imaging evaluation for ischemic stroke 3，DEFUSE 3）研究旨在明确距最后正常时间 6 ~ 16 小时的大血管（颈动脉 / 大脑中动脉 M1 段）闭塞性缺血性卒中患者是否可从取栓治疗中获益，结果表明对于发病 6 ~ 16 小时、存在缺血半暗带的患者，联合取栓比单纯药物治疗有更好的 90 天神经功能预后和更高的血管再通率。基于 DAWN 和 DEFUSE 3 的研究结果，动脉取栓的时间窗进一步被扩展到发病 24 小时内，符合两项研究入组标准的患者能够安全有效地实施动脉取栓治疗。

目前临床研究大都集中在前循环大血管闭塞的患者，而后循环梗死研究较少，临床循证医学证据不足，指南推荐也只是参考前循环的意见。2019 年 12 月，南京大学医学院附属金陵医院（东部战区总医院）刘新峰教授发表在 *Lancet Neurology* 杂志后循环大血管闭塞取栓的 BEST 研究，探讨血管内治疗对椎 - 基底动脉急性闭塞患者的有效性及安全性。研究显示：没有证据表明，机械取栓和标准药物治疗的两组患者 90 天良好预后率有统计学差异，近期，由我国学者发起的 ATTENTION 研究和 BAOCHE 研究均在新英格兰杂志发表结果；前者是一项开放标签 RCT 研究，评估了 MT 治疗 BAO 卒中的疗效和风险，纳入了发病后 12 小时内的急性 BAO 患者 342 例，结果提示，MT 治疗组相比于最佳药物治疗组在主要终点（治疗后 90 天 mRS 评分 0 ~ 3 分）有显著优势（46%比 23%），且 EVT 与治疗后 90 天功能预后具有显著的统计学相关性（aRR = 2.1，95%CI 1.5 ~ 3.0）。BAOCHE 研究招募了症状发生后 6 ~ 24 小时的患者。研究结果提示 MT治疗组 90 天 mRS 评分 0 ~ 3 分的患者比例高于标准药物治疗组，且 MT 治疗与良好预后显著相关（46% 比 24%；aOR = 2.92，95% CI 1.56 ~ 5.47）。这两项研究打破了对MT 治疗后循环 LVO 患者疗效的争议，为急性 BAO 患者最佳治疗方式这一世界性的难题给出了来自中国的答案，具有重大意义。

2023 年 6 月，《急性缺血性卒中血管内治疗中国指南 2023》在 2018 年指南基础上基于新的研究证据再次更新；指南推荐：①发病 24 小时内的急性前、后循环大血管闭塞患者，经过临床及影像筛选后，当符合现有循证依据时，均推荐血管内取栓治疗（Ⅰ类推荐，A 级证据）；②发病 6 小时内的前循环大血管闭塞患者，符合以下标准时，建议血管内取栓治疗：卒中前 mRS 0 ~ 1 分；缺血性卒中由颈内动脉或大脑中动脉 M1 段闭塞引起；NIHSS 评分 ≥ 6 分；ASPECTS 评分 ≥ 6 分（Ⅰ类推荐，A 级证据）；③距患者最后看起来正常时间在 6 ~ 16 小时的前循环大血管闭塞患者，当符合 DAWN 或 DEFUSE 3研究入组标准时，推荐血管内治疗（Ⅰ类推荐，A 级证据）；④距患者最后正常时间16 ~ 24 小时的前循环大血管闭塞患者，当符合 DAWN 研究入组标准时，推荐使用机械取栓治疗（Ⅱa 类推荐，B 级证据）；⑤发病 0 ~ 12 小时的急性基底动脉闭塞患者，当符合 ATTENTION 或 BAOCHE 研究入组标准时，推荐血管内治疗（Ⅰ类推荐，A 级证据）；⑥发病 12 ~ 24 小时的急性基底动脉闭塞患者，当符合 BAOCHE 入组标准时，推荐血管内治疗（Ⅱa 类推荐，B 级证据）；⑦对于发病 24 小时内，伴有大梗死核心的急性前循环大血管闭塞患者，当符合 ANGEL-ASPECT、RESCUE-Japan LIMIT 或 SELECT2 研究的入组标准时，推荐血管内治疗（Ⅰ类推荐，A 级证据）。

一、机械取栓

急性缺血性脑卒中的血管再通治疗包含：血栓抽吸、机械取栓、血管成形术。目前绝大多数观点认为在各个单一模式横向比较中，支架型取栓装置无论从再通率、患者获益情况等均明显好于其他单一治疗模式。而机械取栓从第一代的 Merci 装置、Penumbra抽吸装置，到以 Solitaire 系统、Trevo 系统为代表的第二代支架样取栓装置也获得了较大进展。尤其是 Solitaire 系统，经过 MR-CLEAN、ESCAPE、EXTEND-IA、SWIFT

PRIME 等多项临床研究的反复验证，其临床效果获得公认，成为目前的临床首选。

1. 支架取栓　目前市场上已经有了多种取栓器，常用的取栓支架包括 Solitare FR（美敦力）、Revive SE（强生）、Trevo（史塞克）。国产的取栓器械也陆续运用到临床当中。

solitaire 支架取栓病例如图 8-1、图 8-2 所示。

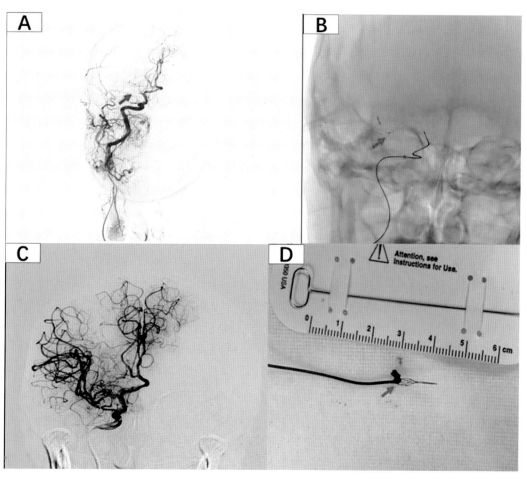

图8-1　支架取栓病例

　　A：造影见右侧大脑中动脉 M1 段闭塞；B：支架到位打开；C：支架取栓后正位造影显示闭塞血管开通；D：支架取出的血栓。

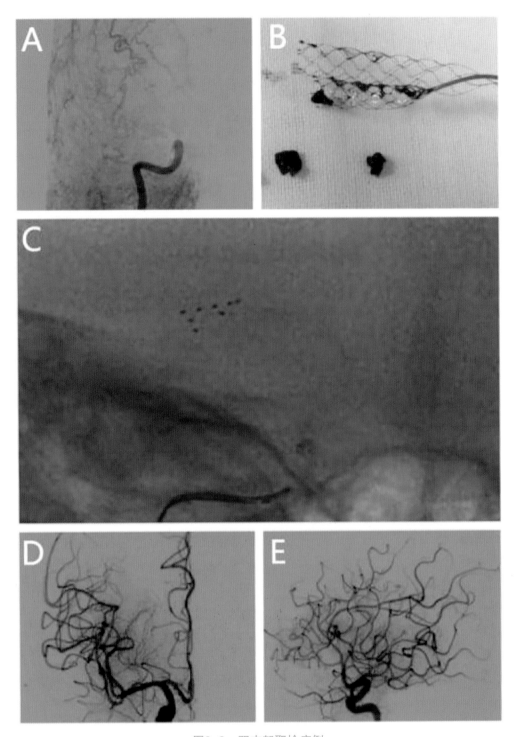

图8-2 双支架取栓病例

A：造影见右侧颈内动脉末段闭塞；C：支采用双支架取栓；B：支架取出的血栓；D、E：双支架取栓后正位造影显示闭塞血管开通。

2. 导管吸栓技术 2018年Turk提出了早期直接抽吸首次再通ADAPT（A direct aspiration first pass technique，ADAPT）技术，ADAPT技术即"直接吸引一次性通过技术"（A Direct Aspiration，First Pass Technique for the EndovascularTreatment of Stroke，ADAPT）。ADAPT技术是使用一个高度可追踪、无创及大口径的中间导管作为一线技术进行直接吸引取栓。抽吸导管从早期的026、032、041等规格，到后期改进出现的3Max、5Max导管至ACE导管（包括060、064、068等），最近国内市场新出现的Catalyst 6、SOFIA以及国产普微森抽吸导管；口径已经增加到1.8288mm，以提高抽吸效力，增加血管开通率及患者良好预后率。

2019年AHA/ASA指南依据ASTER研究、Penumbra Separator 3D试验、COMPASS研究等新证据改写了推荐，对于符合标准的患者首选直接抽吸技术，其结果不劣于支架取栓术（Ⅰ级推荐，B-R级证据）。

ADAPT技术取栓病例——颈内动脉末端栓塞（图8-3）：

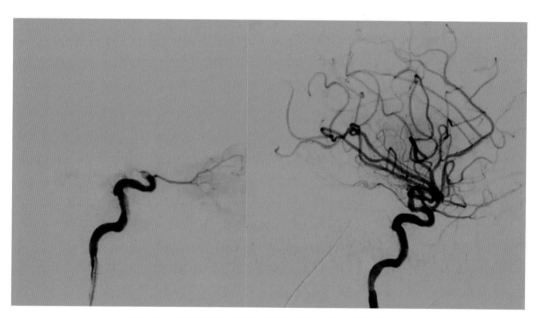

图8-3 ADAPT技术颈内动脉末端血栓一次抽吸成功

3. 支架联合中间导管技术（图 8-4）

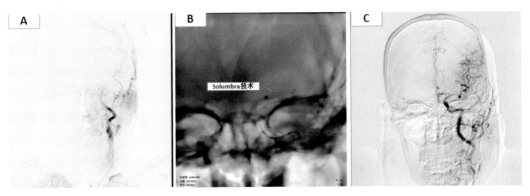

图 8-4　支架联合中间导管抽吸

　　A：造影见左侧大脑中动脉、大脑前动脉未显影；B：Solitaire 支架联合中间导管（Navien）负压抽吸；C：取栓后造影显示闭塞血管开通。

4. 球囊导管辅助（图 8-5）

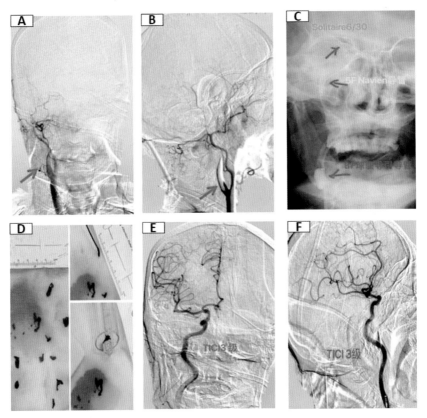

图 8-5　球囊导管辅助

　　A、B：造影见右侧颈内动脉起始部以远未显影；C：球囊导管辅助下取栓；D：取出大量血栓；E、F：取栓后造影显示闭塞血管开通；没有血栓逃逸。

5. 取栓病例分享

（1）超时间窗（表8-6）：祁××，男，56岁，因"左侧肢体乏力12小时"入院。外院头颅 MRI 提示：右侧大脑半球灌注减低，右侧颈内动脉起始部闭塞。磁共振灌注、MRA 及造影检查如图8-6所示。

表8-6 时间窗

发病时间	到院时间	完成 CT	至导管室	股动脉置鞘	取栓装置到位	血管再通
20：30	08：30	08：20	08：40	08：55	09：38	10：44

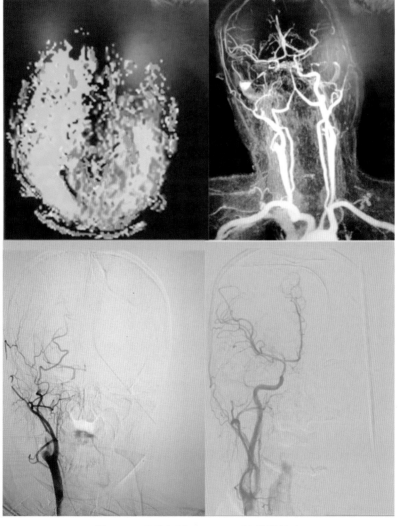

图8-6 磁共振灌注、MRA及造影检查

A：磁共振灌注提示右侧半球广泛低灌注；B：MRA 提示右侧颈内开口以远闭塞；C：造影见右侧颈内动脉起始部以远未见显影；D：术后造影颈内动脉以及颅内动脉血管开通（TICI 3 级）。

（2）血管路径迁曲（图8-7）

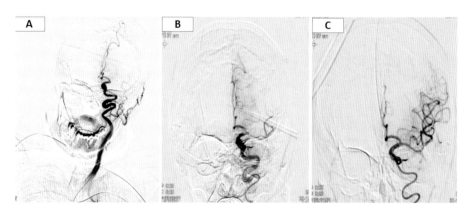

图8-7　造影检查：血管路径迁曲

　　A：造影见左侧大脑中动脉 M1 段闭塞，同侧颈内动脉血管迁曲；B：长鞘支撑下 Navien 中间导管建立通路；C：Solitaire 支架一次取栓开通血管。

（3）串联病变（图8-8）

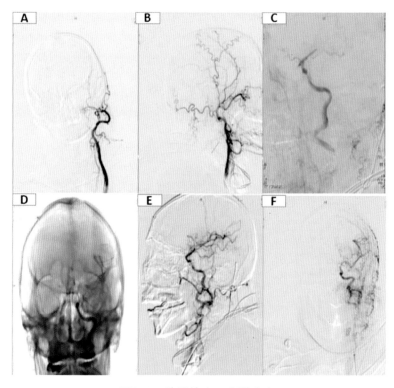

图8-8　造影检查：串联病变

　　A、B：造影见左侧颈内动脉起始部以远未见显影；C：微导管造影显示颅内大脑中动脉栓塞，为同侧颈内动脉和大脑中动脉串联病变；D：Solitaire 支架取栓开通大脑中动脉；E、F：颈内动脉起始部狭窄支架植入开通血管。

（4）伴有血管狭窄基础的急性闭塞（图8-9）

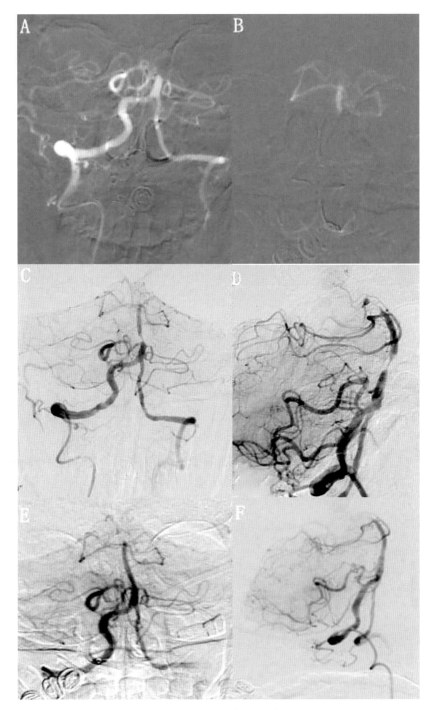

图8-9 造影检查：伴有血管狭窄基础的急性闭塞

A、B：造影见基地动脉闭塞；C、D：Solitaire 支架取栓后见血管残留重度狭窄，考虑为动脉粥样硬化性狭窄基础上的急性闭塞开；E、F：Apollo 球扩支架狭窄处成形后血管残留狭窄＜10%。

（5）急性中等血管闭塞取栓（图 8-10）

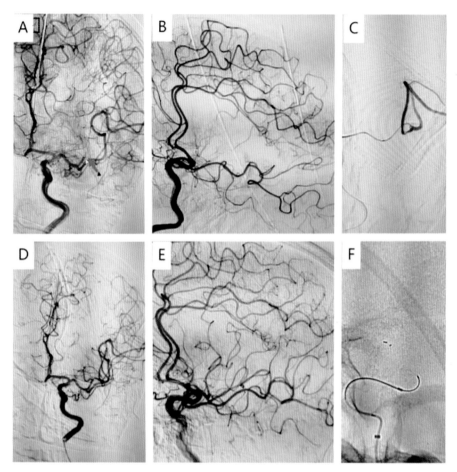

图8-10　急性中等血管闭塞取栓造影所见

　　A、B：造影见左侧大脑中动脉 M2 段中等血管闭塞；C、F 微导管造影、支架展开位置；D、E：取栓后造影显示闭塞血管开通。

（6）术中监测及管理

1）心电监测及管理：在急性缺血性脑卒中血管内介入再通操作过程中，应常规进行心电监护。如果出现各种异常节律及波形，则应及时明确原因，必要时联合相关科室协同处理。

2）血氧监测及管理：目前暂无急性缺血性脑卒中患者血管内介入治疗术中血氧含量的观察性数据。在全身麻醉手术过程中也暂未确立对呼气末二氧化碳分压的具体要求。因此，参考美国麻醉协会对一般手术的指南要求，我们建议对加用镇定药物的患者可常规予鼻导管低流量吸氧并实施脉氧监测，按需调整，吸入氧浓度应维持脉氧在 92% 以上且氧分压 > 60mmHg（1mmHg = 0.133kPa）。

3）血压管理：对未接受静脉溶栓而直接行介入手术再通患者，为预防可能发生的过度灌注，应将血压控制在相对较低的范围内。术中突然出现血压异常波动，应警惕颅内出血或急性心功能不全等并发症发生。我们建议应在手术过程中，每 3 ~ 5 分钟测量患者血压，根据患者心脏功能、血管情况、侧支循环等多因素综合评估，寻求适合个体患者的血压阈值。闭塞血管开通后，血压应控制比基础血压低 20 ~ 30mmHg，但不能低于 90/60mmHg。

二、动脉溶栓

静脉溶栓治疗的有效性和安全性虽然得到多项大型临床试验的证实，但存在选择性差、大血管闭塞再通率低等缺点。与静脉溶栓相比，动脉溶栓的优势在于药物可直接作用于责任血管，因而具有选择性高、用药剂量小、局部药物浓度高、血管再通率高、全身不良反应较小等优点。动脉溶栓治疗是那些不适合静脉内溶栓、症状起病 6 小时内的严重缺血性卒中患者的一种治疗选择。PROACT-Ⅱ（prolysein acure cerebral thromboembolism-Ⅱ）研究、MELT（middle cerebral artery embolism local fibrinolytic intervention trial）研究及随后的荟萃分析为动脉溶栓提供了一定证据。相对于静脉溶栓，其再通效果相对更好而出血概率基本一致。

有研究表明，动脉溶栓的平均血管再通率是 63.2%，总体上高于平均血管再通率 46.2% 的静脉溶栓。

1. 指南推荐 急性缺血性卒中血管内治疗 2023 中国指南动脉溶栓方案推荐：

（1）急诊血管内治疗时，在静脉溶栓基础上，谨慎评估风险获益比后，可以考虑对部分适合患者进行动脉溶栓，当患者不适合静脉溶栓或静脉溶栓无效且无法实施血管内治疗时，经过严格筛选后，可慎重选择动脉溶栓治疗（Ⅱa 类推荐，B 级证据）。

（2）急诊血管内治疗成功开通血管后（eTICI 2b50-3），对部分适合的患者，在评估风险获益比后，可考虑慎重选择动脉内阿替普酶溶栓治疗（0.225mg/kg），但仍需要随机对照研究进一步证实（Ⅱb 类推荐，B 级证据）。

2. 介入技术 动脉溶栓 DSA 术前是否需要肝素化治疗取决于患者前期是否接受静脉溶栓，对完成 rt-PA 治疗的患者可不用肝素化处理，对未行静脉溶栓的患者常规按体重计算（30U/kg）或经验性给予肝素 2000U。

（1）溶栓药物：①重组尿激酶原在急性脑梗死中的应用Ⅰ期研究（prolyse in acute cerebral thromboembolism trial，PROACT）旨在评估大脑中动脉闭塞性卒中患者 6 小时内动脉内应用重组尿激酶原的有效性及安全性。动脉溶栓组接受静脉内肝素及动脉内 6mg

重组尿激酶原联合治疗，对照组仅接受静脉内肝素治疗。早期患者采用大剂量肝素治疗方案，后期改用小剂量肝素治疗方案。结果显示，动脉溶栓组和对照组血管再通率分别为57%和14%，动脉溶栓组再通率明显高于对照组。两者24小时症状性颅内出血率分别为15.4%和7.1%，动脉溶栓组出血风险较高。该试验的主要局限性在于：样本量少、血管再通率及不同肝素剂量的影响；②日本开展的大脑中动脉血栓局部纤溶治疗试验（middle cerebral artery embolism local fibrinolytic intervention trial，MELT），其目的是为进一步验证大脑中动脉闭塞性卒中患者6小时内动脉内应用尿激酶治疗的有效性及安全性。该研究共纳入114例发病6小时内的急性大脑中动脉M1或M2段闭塞患者，随机分为动脉溶栓组和对照组。结果显示，两组90天临床预后良好率〔改良Rankin量表（modified rankinscale，mRS）评分0～2分〕分别为49.1%和38.6%，差异无显著性，但动脉溶栓组90天mRS评分为0～1分患者数明显高于对照组（分别为42.1%和22.8%），差异有显著性。在病死率、24小时内颅内出血率方面两组之间差异无显著性。

（2）动脉溶栓药物剂量：①rt-PA：0.3mg/kg，极量22mg，稀释为1mg/ml，远端团注2mg，超过2分钟，之后回撤血栓中再团注2mg，超过2分钟，接触溶栓，9mg/h，直至达到TICI分级2b或3级，极量或2小时；②尿激酶：极量60万U，动脉内注射12万U，超过5分钟，重复，直至达到TICI分级2b或3级，极量或2小时；③替罗非班（欣维宁）：①静脉：起始推注量为10μg/kg，在3分钟内推注完毕，而后以0.15μg/（kg·min）的速率维持滴注；②我中心经验：8ml导引导管内推注，5ml/h静脉滴注，24小时后口服双抗。

3. 动脉溶栓病例（图8-11）

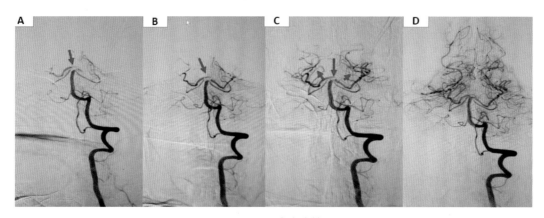

图8-11　动脉溶栓

A：造影见基底动脉见血栓栓塞，远侧尚有血流，决定予动脉内rt-PA溶栓；B、C、D：分别三次缓慢泵入各5mg、5mg、4mg后，血栓消失，血管开通。

（黄　清　周　峰　王　伟　徐　静）

参考文献

[1]Saver JL.Time is brain--quantified[J].Stroke，2006，37（1）：263-266.doi：10.1161/01.STR.0000196957.55928.ab.Epub 2005 Dec 8.PMID：16339467.

[2]Desai SM，Rocha M，Jovin TG，et al.High Variability in Neuronal Loss[J].Stroke，2019，50（1）：34-37.doi：10.1161/STROKEAHA.118.023499.PMID：30566036.

[3]National Institute of Neurological Disorders and Stroke rt-PA Stroke Study Group.Tissue plasminogen activator for acute ischemic stroke[J].N Engl J Med，1995，333（24）：1581-1587.doi：10.1056/NEJM199512143332401.PMID：7477192.

[4]Hacke W，Kaste M，Bluhmki E，et al.ECASS Investigators：Thrombolysis with alteplase 3 to 4.5 hours after acute ischemic stroke[J].N Engl J Med，2008，359（13）：1317-1329.doi：10.1056/NEJMoa0804656.PMID：18815396.

[5]中华医学会神经病学分会，中华医学会神经病学分会脑血管病学组.中国急性缺血性脑卒中诊治指南2018[J].中华神经科杂志，2018，51（9）：666-682.DOI：10.3760/cma.j.issn.1006-7876.2018.09.004.

[6]Powers WJ，Rabinstein AA，Ackerson T，et al.Guidelines for the Early Management of Patients With Acute Ischemic Stroke：2019 Update to the 2018 Guidelines for the Early Management of Acute Ischemic Stroke：A Guideline for Healthcare Professionals From the American Heart Association/American Stroke Association[J].Stroke，2019，50（12）：e344-e418.doi：10.1161/STR.0000000000000211.Epub 2019 Oct 30.Erratum in：Stroke.2019 Dec；50（12）：e440-e441.PMID：31662037.

[7]Berge E，Whiteley W，Audebert H，et al.European Stroke Organisation（ESO）guidelines on intravenous thrombolysis for acute ischaemic stroke[J].Eur Stroke J，2021，6（1）：I-LXII.doi：10.1177/2396987321989865.Epub 2021 Feb 19.PMID：33817340；PMCID：PMC7995316.

[8]Aguiar de Sousa D，von Martial R，et al.Access to and delivery of acute ischaemic stroke treatments：A survey of national scientific societies and stroke experts in 44 European countries[J].Eur Stroke J，2019，4（1）：13-28.doi：10.1177/2396987318786023.Epub 2018 Jul 20.PMID：31165091；PMCID：PMC6533860.

[9]Wu S，Wu B，Liu M，et al.China Stroke Study Collaboration.Stroke in China：advances and challenges in epidemiology，prevention，and management[J].Lancet Neurol，2019，18（4）：394-405.doi：10.1016/S1474-4422（18）30500-3.PMID：30878104.

[10]Ye Q，Zhai F，Chao B，et al.Rates of intravenous thrombolysis and endovascular therapy for

acute ischaemic stroke in China between 2019 and 2020[J].Lancet Reg Health West Pac，2022，21：100406.doi：10.1016/j.lanwpc.2022.100406.PMID：35243459；PMCID：PMC8873940.

[11]曹苑，崔丽英.溶栓药物的发展历程[J].协和医学杂志，2020，11（2）：121-126.DOI：10.3969/j.issn.1674-9081.20190278.

[12]Tanswell P，Modi N，Combs D，et al.Pharmacokinetics and pharmacodynamics of tenecteplase in fibrinolytic therapy of acute myocardial infarction[J].Clin Pharmacokinet，2002，41（15）：1229-1245.doi：10.2165/00003088-200241150-00001.PMID：12452736.

[13]Parsons M，Spratt N，Bivard A，et al.A randomized trial of tenecteplase versus alteplase for acute ischemic stroke[J].N Engl J Med，2012，366（12）：1099-1107.doi：10.1056/NEJMoa1109842.PMID：22435369.

[14]Logallo N，Novotny V，Assmus J，et al.Tenecteplase versus alteplase for management of acute ischaemic stroke（NOR-TEST）：a phase 3，randomised，open-label，blinded endpoint trial[J].Lancet Neurol，2017，16（10）：781-788.doi：10.1016/S1474-4422（17）30253-3.Epub 2017 Aug 2.PMID：28780236.

[15]Campbell BCV，Mitchell PJ，Churilov L，et al.EXTEND-IA TNK Investigators.Tenecteplase versus Alteplase before Thrombectomy for Ischemic Stroke.N Engl J Med，2018，378（17）：1573-1582.doi：10.1056/NEJMoa1716405.PMID：29694815.

[16]Campbell BCV，Mitchell PJ，Churilov L，et al.EXTEND-IA TNK Part 2 investigators.Effect of Intravenous Tenecteplase Dose on Cerebral Reperfusion Before Thrombectomy in Patients With Large Vessel Occlusion Ischemic Stroke：The EXTEND-IA TNK Part 2 Randomized Clinical Trial[J].JAMA，2020，323（13）：1257-1265.doi：10.1001/jama.2020.1511.Erratum in：JAMA.2022 Mar 8；327（10）：985.PMID：32078683；PMCID：PMC7139271.

[17]Gusev EI，Martynov MY，Nikonov AA，et al.FRIDA Study Group.Non-immunogenic recombinant staphylokinase versus alteplase for patients with acute ischaemic stroke 4-5h after symptom onset in Russia（FRIDA）：a randomised，open label，multicentre，parallel-group，non-inferiority trial[J].Lancet Neurol，2021，20（9）：721-728.doi：10.1016/S1474-4422（21）00210-6.PMID：34418399.

[18]国家"九五"攻关课题协作组.急性脑梗死六小时以内的静脉溶栓治疗[J].中华神经科杂志，2002，35（4）：210-213.DOI：10.3760/j.issn：1006-7876.2002.04.007.

[19]Dekker L，Hund H，Lemmens R，et al.Unknown onset ischemic strokes in patients last-seen-well＞4.5h：differences between wake-up and daytime-unwitnessed strokes[J].Acta Neurol Belg，2017，117（3）：637-642.doi：10.1007/s13760-017-0830-7.Epub 2017 Aug 12.PMID：28803427；PMCID：PMC5565646.

[20]Thomalla G，Simonsen CZ，Boutitie F，et al.WAKE-UP Investigators.MRI-Guided

Thrombolysis for Stroke with Unknown Time of Onset[J].N Engl J Med，2018，379（7）：611-622.doi：10.1056/NEJMoa1804355.Epub 2018 May 16.PMID：29766770.

[21]Barow E，Boutitie F，Cheng B，et al.WAKE-UP Investigators.Functional Outcome of Intravenous Thrombolysis in Patients With Lacunar Infarcts in the WAKE-UP Trial[J].JAMA Neurol，2019，76（6）：641-649.doi：10.1001/jamaneurol.2019.0351.PMID：30907934；PMCID：PMC6563546.

[22]Thomalla G，Boutitie F，Ma H，et al.Evaluation of unknown Onset Stroke thrombolysis trials（EOS）investigators.Intravenous alteplase for stroke with unknown time of onset guided by advanced imaging：systematic review and meta-analysis of individual patient data[J].Lancet，2020，396（10262）：1574-1584.doi：10.1016/S0140-6736（20）32163-2.Epub 2020 Nov 8.PMID：33176180；PMCID：PMC7734592.

[23]Fischer U，Baumgartner A，Arnold M，et al.What is a minor stroke？[J].Stroke，2010，41（4）：661-666.doi：10.1161/STROKEAHA.109.572883.Epub 2010 Feb 25.PMID：20185781.

[24]Khatri P，Tayama D，Cohen G，et al.PRISMS and IST-3 Collaborative Groups.Effect of Intravenous Recombinant Tissue-Type Plasminogen Activator in Patients With Mild Stroke in the Third International Stroke Trial-3：Post Hoc Analysis[J].Stroke，2015，46（8）：2325-2327.doi：10.1161/STROKEAHA.115.009951.Epub 2015 Jun 23.PMID：26106113.

[25]王伊龙，赵性泉，刘新峰，等.高危非致残性缺血性脑血管事件诊疗指南[J].中国卒中杂志，2016，11（6）：481-491.DOI：10.3969/j.issn.1673-5765.2016.06.011.

[26]Khatri P，Kleindorfer DO，Devlin T，et al.PRISMS Investigators.Effect of Alteplase vs Aspirin on Functional Outcome for Patients With Acute Ischemic Stroke and Minor Nondisabling Neurologic Deficits：The PRISMS Randomized Clinical Trial[J].JAMA，2018，320（2）：156-166.doi：10.1001/jama.2018.8496.PMID：29998337；PMCID：PMC6583516.

[27]Kim JT，Heo SH，Yoon W，et al.Clinical outcomes of patients with acute minor stroke receiving rescue IA therapy following early neurological deterioration[J].J Neurointerv Surg，2016，8（5）：461-465.doi：10.1136/neurintsurg-2015-011690.Epub 2015 Apr 24.PMID：25910943.

[28]Hurford R，Rezvani S，Kreimei M，et al.Incidence，predictors and clinical characteristics of orolingual angio-oedema complicating thrombolysis with tissue plasminogen activator for ischaemic stroke[J].J Neurol Neurosurg Psychiatry，2015，86（5）：520-523.doi：10.1136/jnnp-2014-308097.Epub 2014 Jul 12.PMID：25016564.

[29]Yaghi S，Willey JZ，Cucchiara B，et al.American Heart Association Stroke Council；Council on Cardiovascular and Stroke Nursing；Council on Clinical Cardiology；and Council on

Quality of Care and Outcomes Research.Treatment and Outcome of Hemorrhagic Transformation After Intravenous Alteplase in Acute Ischemic Stroke：A Scientific Statement for Healthcare Professionals From the American Heart Association/American Stroke Association[J].Stroke，2017，48（12）：e343-e361.doi：10.1161/STR.0000000000000152.Epub 2017 Nov 2.PMID：29097489.

[30]中华医学会神经病学分会，中华医学会神经病学分会脑血管病学组.中国急性脑梗死后出血转化诊治共识2019[J].中华神经科杂志，2019，52（4）：252-265.DOI：10.3760/cma.j.issn.1006-7876.2019.04.003.

[31]Wang W，Li M，Chen Q，et al.Hemorrhagic Transformation after Tissue Plasminogen Activator Reperfusion Therapy for Ischemic Stroke：Mechanisms，Models，and Biomarkers[J].Mol Neurobiol，2015，52（3）：1572-1579.doi：10.1007/s12035-014-8952-x.Epub 2014 Nov 4.PMID：25367883；PMCID：PMC4418959.

[32]Ho WM，Reis C，Akyol O，et al.Pharmacological Management Options to Prevent and Reduce Ischemic Hemorrhagic Transformation.Curr Drug Targets，2017，18（12）：1441-1459.doi：10.2174/1389450117666160818115850.PMID：27538508.

[33]Stone JA，Willey JZ，Keyrouz S，et al.Therapies for Hemorrhagic Transformation in Acute Ischemic Stroke[J].Curr Treat Options Neurol，2017，19（1）：1.doi：10.1007/s11940-017-0438-5.PMID：28130682.

[34]Seners P，Hurford R，Tisserand M，et al.Is Unexplained Early Neurological Deterioration After Intravenous Thrombolysis Associated With Thrombus Extension？[J].Stroke，2017，48（2）：348-352.doi：10.1161/STROKEAHA.116.015414.Epub 2016 Dec 29.Erratum in：Stroke.2017 Feb；48（2）：e80.PMID：28034965.

[35]崔颖，佟旭，王伊龙，等.阿替普酶静脉溶栓后发生早期神经功能恶化的研究进展[J].中国卒中杂志，2017，12（2）：192-198.DOI：10.3969/j.issn.1673-5765.2017.02.020.

[36]Yu WM，Abdul-Rahim AH，Cameron AC，et al.SITS Scientific Committee.The Incidence and Associated Factors of Early Neurological Deterioration After Thrombolysis：Results From SITS Registry[J].Stroke，2020，51（9）：2705-2714.doi：10.1161/STROKEAHA.119.028287.Epub 2020 Aug 19.PMID：32811373.

[37]Martin AJ，Price CI.A Systematic Review and Meta-Analysis of Molecular Biomarkers Associated with Early Neurological Deterioration Following Acute Stroke[J].Cerebrovasc Dis，2018，46（5-6）：230-241.doi：10.1159/000495572.Epub 2018 Dec 5.PMID：30517919.

[38]中国卒中学会，中国卒中学会神经介入分会中华预防医学会卒中预防与控制专业委员会介入学组.急性缺血性卒中血管内治疗中国指南2018[J].中国卒中杂志，2018，13（7）：706-729.

[39]姜超，徐俊，陈蓓蕾，等.急性缺血性卒中动脉溶栓和取栓治疗的研究进展[J].中国卒中杂志，2016，11（2）：121-125.

[40]Ogawa A，Mori E，Minematsu K，et al.Randomized trial of intraarterial infusion of urokinase within 6 hours of middle cerebral artery stroke：The middle cerebral artery embolism local fibrinolytic intervention trial（MELT）Japan[J].Stroke，2007，38（10）：2633-2639.

第九章 病例分享及热点问题探讨

病例一 桥接治疗

一、一般资料

病史：男性，73岁，突发右侧肢体活动障碍1.5小时。发病时间：2016-09-08 19：20，就诊时间：2016-09-08 20：50。

既往史：高血压、吸烟，否认糖尿病、心脏病、出血、手术外伤及药物过敏史。

查体：血压172/95mmHg，神志清楚，两侧瞳孔2.5mm，对光反射灵敏，无凝视，构音障碍，右侧口角稍低，右侧鼻唇沟浅，伸舌右偏，心率65次/分，心律齐。右侧肢体肌力0级，肌张力正常，腱反射（+），右侧病理征未引出，右侧感觉减退。NIHSS评分11分（面瘫1分、上肢4分、下肢4分、感觉1分、构音障碍1分）。

辅助检查：血糖8.2mmol/L，血常规、生化、凝血常规、心电图基本正常。头颅CT：左侧基底节区腔隙性脑梗死，ASPECT 9分（图9-1A）。

二、诊断

患者有脑血管病危险因素（老年、高血压、吸烟史），急性起病，严重持续的局灶性神经系统缺损症状及体征，头颅CT排除出血，故定性：缺血性；定位：左侧颈内动脉系统；诊断考虑急性缺血性卒中；病因考虑：非心源性卒中。

三、评估

患者NIHSS评分11分，严重程度属于中度，考虑大血管闭塞可能性大；ASPECT 9分，提示侧支代偿良好。

四、治疗

患者发病 1.5 小时，在静脉溶栓时间窗内，无溶栓禁忌证，家属态度积极。21：20 急诊予以静脉溶栓（阿替普酶 57mg，DNT 30 分钟）。静脉溶栓同时进行多模磁共振检查，准备桥接血管内治疗。21：48 完成磁共振评估，DWI：左侧基底节区点片状高信号，考虑急性梗死病灶，DWI-ASPECT 7 分（图 9-1B）；MRA：左侧大脑中动脉 M1 段闭塞（图 9-1C）；PWI：左侧大脑中动脉供血区大量低灌注（图 9-1D）；PWI/DWI > 1.2，存在显著不匹配，存在缺血半暗带，有取栓适应证。22：00 进入导管室，22：05 开始穿刺完成脑血管造影，证实为左侧 M1 急性闭塞（图 9-1E）。使用 Solitaire 4-20 支架取栓一次成功（图 9-1G），22：27 血管再通（DOT 97 分钟），TICI 血流 3 级，M1 远端见中度狭窄，狭窄率约 50%（图 9-1F）。术后复查头颅 CT 未见出血（图 9-1H），24 小时后复查 PWI 显示左侧灌注恢复正常（图 9-1I）。复查 MRA 显示血管通畅（图 9-1J）。从发病到就诊血管再通的时间窗见表 9-1。

五、随访情况

该患者影像学检查见责任动脉 50% 的狭窄，术后完善其他相关检查有血脂增高、超声提示颈动脉粥样斑块，出院诊断：脑梗死，病因及发病机制：CISS 分型非心源性脑卒中（大动脉粥样硬化性）。1 周后 NIHSS 评分 0 分，3 个月 mRS 评分 0 分。二级预防：戒烟、降压、他汀、抗血小板聚集（阿司匹林＋氯吡格雷双抗 3 个月，后改为阿司匹林单抗）。

表9-1　时间窗

发病时间	到院时间	就诊到评估时间	完成 CT 扫描时间	就诊到溶栓治疗（DNT）	就诊到股动脉穿刺（DPT）	就诊到血管再通的时间（DOT）
19：20	20：50（0）	20：56（6）	21：10（25）	21：20（30）	22：05（75）	22：27（97）

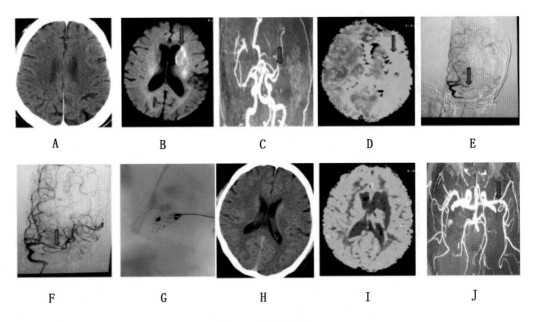

图9-1 影像检查

注：头颅CT：左侧基底节区腔隙性脑梗死（A）；DWI：左侧基底节区点片状急性梗死病灶（B）；MRA：左侧大脑中动脉M1显影差（C）；PWI：左侧大脑中动脉供血区低灌注（D）；急诊脑血管造影：左侧M1急性闭塞（E）；Solitaire 4-20支架取栓一次成功（G），血管再通，TICI血流3级，M1远端见中度狭窄，狭窄率约50%（F）。术后头颅CT未见出血（H），24小时后复查PWI：左侧灌注恢复正常（I），复查MRA可见血管通畅（J）。

六、体会

该患者是从桥接治疗中获益的典型病例。发病4.5小时内的急性前循环大血管闭塞，在足量静脉溶栓基础上实施机械取栓，能显著提高血管再通率和良好预后，并且不增加症状性出血的风险。如果考虑行血管内治疗，在静脉溶栓的同时进行无创颅内血管检查，明确有无大血管闭塞，并通过多模磁共振或多时相CTA评估是否存在缺血半暗带，选择有可能从血管内治疗获益的患者。如无法进行无创影像评估，头颅CT可以见到大脑中动脉或基底动脉高密度征，或临床症状及体征高度提示大血管闭塞（意识障碍、凝视、NIHSS评分＞7分等），同时符合ASPECT＞6分的患者，可直接脑血管造影评估。

由于急性大血管闭塞的静脉溶栓再通率较低，目前针对大血管闭塞是桥接还是直接取栓存在争议。理论上直接取栓能够缩短治疗时间，提高再通率，增加患者的获益；一些回顾性的研究发现直接取栓和桥接治疗在血管再通率、良好预后方面无差别，无症状性颅内出血方面直接取栓显著低于桥接。但是也应该看到，桥接治疗组在发病到治疗的时间较直接取栓组明显延长，原因并不在于桥接本身，而是流程上的延误。该项研究反映的是目前中国真实世界的急性缺血性卒中血管内治疗情况，并非 RCT 研究。在 5 大 RCT 研究（MRCLEAN、ESCAPE、SWIFTPRIME、EXTEND-IA、REVASCAT）中，大多数患者是在静脉溶栓的基础上桥接动脉取栓的，而且静脉溶栓率越高，血管再通率和预后越好。

来自中国的 DIRECT-MT 研究（2020 年发表于新英格兰杂志），共纳入 656 例患者，结果显示桥接治疗组在取栓术前实现成功再灌注的患者百分比高于直接取栓组，两组在 90 天随访期间发生严重不良事件的患者百分比相似，90 天主要结局单独取栓术不劣于取栓术联合阿替普酶静脉溶栓。日本的 SKIP 研究纳入 204 例患者，桥接组阿替普酶使用量为 0.6mg/kg，最终未能得出研究设计的非劣效性结果。因此，目前尚缺乏循证证据支持溶栓时间窗内的大血管闭塞可以绕过静脉溶栓。

病例二 无效再通

一、一般资料

病史：男性，76 岁，突发言语不能伴右侧肢体无力 1 小时。发病时间：2016-01-14 16：30，就诊时间：2016-01-14 17：30。

既往史：高血压、糖尿病、冠状动脉粥样硬化性心脏病、冠脉支架植入史。否认出血及药物过敏史。

查体：血压 169/98mmHg，嗜睡，双眼向左侧凝视，右侧鼻唇沟浅，伸舌右偏，口齿不清，心率 85 次 / 分，律齐，右侧肌力 0 级，右侧感觉减退，右侧巴氏征阳性。NIHSS 17 分（意识水平 1 分、凝视 2 分、面瘫 3 分、上肢 4 分、下肢 4 分、感觉障碍 1 分、构音障碍 2 分）。

辅助检查：血糖 9.2mmol/L，血常规、生化正常。头颅 CT：未见出血，左侧大脑中高密度征，左侧脑沟变浅，岛叶征（外囊、最外囊与岛叶、屏状核间灰白质界面模糊或消失），ASPECT 评分 4 分（图 9-2A、图 9-2B）。

二、诊断

患者有脑血管病危险因素（老年、高血压、糖尿病、冠状动脉粥样硬化性心脏病），急性起病，严重持续的局灶性神经系统缺损症状及体征，头颅 CT 排除出血，故定性：缺血性，定位：左侧颈内动脉系统，诊断考虑急性缺血性卒中，病因考虑：非心源性卒中。

三、评估

患者 NIHSS 评分 17 分，严重程度属于重度，头颅 CT 见左侧大脑中动脉高密度征，考虑左侧大脑中动脉闭塞。

四、治疗

患者发病 1 小时，在静脉溶栓时间窗内，有溶栓适应证，无溶栓禁忌证。18：08 急诊予以静脉溶栓（阿替普酶 65mg，DNT 38 分钟）。患者为大血管闭塞，可以桥接血管内治疗，但 ASPECT 评分 4 分，考虑侧支代偿不良，预后相对较差，家属仍积极要求血管内治疗。因患者有冠脉支架植入史，故直接急诊造影。18：45 完成穿刺，造影见：左侧 M1 闭塞，大脑中动脉供血区无明显侧支代偿（图 9-2C）。如行血管内治疗开通血管，高灌注出血的风险较大、且预后较差，但家属仍积极要求取栓治疗。19：17 予 Solitaire 6-30 支架取栓一次成功（DOT 107 分钟），TICI 血流 3 级（图 9-2D、图 9-2E）。术后约 12 小时发现患者左侧瞳孔散大，双眼对光反射消失，予急查头颅 CT 示左侧大脑半球大片低密度影，左侧脑室受压，中线移位（图 9-2F）。予转脑外科行去骨瓣减压术。从发病到就诊血管再通的时间窗见表 9-2。

五、随访情况

术后第 3 天死亡。该患者影像学检查未见大动脉狭窄，根据患者有冠状动脉粥样硬化性心脏病病史，起病快，迅速达峰。诊断：脑梗死。病因及发病机制：CISS 分型心源性脑卒中。

表9-2　时间窗

发病时间	到院时间	就诊到评估时间	完成 CT 扫描时间	就诊到溶栓治疗（DNT）	就诊到股动脉穿刺（DPT）	就诊到血管再通的时间（DOT）
16：30	17：30（0）	17：36（6）	17：50（20）	18：08（38）	18：45（75）	19：17（97）

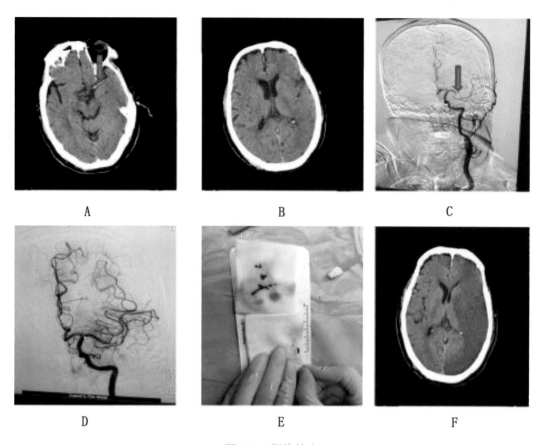

图9-2 影像检查

注：头颅 CT：左侧大脑中动脉高密度征（A），左侧脑沟变浅，岛叶征（B）；造影：左侧 M1 闭塞，无侧支代偿（C）；Solitaire 6-30 支架取栓一次成功，TICI 血流 3 级（D、E）；术后 12 小时头颅 CT：左侧大脑半球大片低密度影，左侧脑室受压，中线移位（F）。

六、体会

该患者发病时间较短，但是头颅 CT 已有早期缺血的改变（脑沟变浅、岛叶征等），ASPECTS ＜ 6 分，说明代偿较差。虽然血管得到了再通，但是仍然出现大面积的脑梗死，同时左侧大脑后动脉供血区内也发生了梗死，可能与栓子逃逸到左侧后交通动脉导致左侧大脑后动脉闭塞有关。由于每个患者侧支代偿情况的不同，对缺血的耐受性差别较大，因此不是所有的患者在血管再通后都会获得良好预后。如果影像提示大面积梗死（CT 或 DWI 的 ASPECTS ＜ 6 分或梗死体积 ≥ 70ml 或梗死体积 ＞ 1/3MCA 供血区），则提示已不存在可挽救的半暗带，这样的患者即使血管得到再通，发生高灌注的风险大，反而因出血转化加重病情，成为无效再通。侧支循环是急性缺血性脑卒中临床结局的重要预测指标。侧支代偿差往往提示患者预后不良，因此术前的评估很重要，可通过 ASPECTS 评分评估（＜6 分提示代偿不良）。有条件的卒中中心可通过多时相 CTA、CTP 或多模磁共振（DWI/PWI/MRA）检查，来评估是否存在错配、预测患者的预后，为是否行血管内治疗决策提供依据。

但是目前对大核心坏死的大血管闭塞是否需要血管内治疗，也存在争议：①影像显示的坏死是否真的是坏死？②临床发现磁共振弥散高信号可逆的病例，给临床医生提供新的思路。灌注影像评估的核心坏死和脑组织缺血后的病理改变的融合度将是未来研究的热点。

病例三　ICAD急性闭塞血管内治疗

一、一般资料

病史：女性，69 岁，头晕伴左侧肢体无力 3 小时。发病时间：2017-03-02 09：35，就诊时间：2017-03-02 12：35。

既往史：高血压、冠状动脉粥样硬化性心脏病病史，否认出血、外伤手术、药物过敏史。

查体：血压 135/74mmHg，嗜睡，双眼向左不完全凝视，左侧鼻唇沟稍浅，伸舌不配合，构音障碍，心率 67 次 / 分，心房颤动心律。左侧肌力 3 级，左侧感觉稍减退，肌张力稍低，腱反射（＋），双侧巴氏征（＋），NIHSS 评分 9 分（意识水平 1 分、凝视 1 分、面瘫 1 分、上肢 2 分、下肢 2 分、感觉 1 分、构音障碍 1 分）。

辅助检查：血糖 7.6mmol/L，血常规、生化正常。心电图：心房颤动。头颅 CT：多发腔隙性脑梗死，PC-ASPECTS 9 分（图 9-3A）。

二、诊断

患者有脑血管病危险因素（老年、高血压、心房颤动），急性起病，严重持续的局灶性神经系统缺损症状及体征，头颅 CT 排除出血，故定性：缺血性，定位：后循环，诊断：考虑急性缺血性卒中。病因考虑：心源性卒中。

三、评估

NIHSS 评分 9 分，伴有嗜睡、凝视，严重程度属于中度，大血管闭塞可能性大。

四、治疗

患者发病 3 小时，在静脉溶栓时间窗内，无溶栓禁忌证。13：12 急诊予以静脉溶栓（阿替普酶 45mg，DNT 37 分钟）。静脉溶栓同时行多模磁共振检查，如为大血管闭塞，可以桥接血管内治疗。MRA：基底动脉中下段不显影，考虑闭塞（图 9-3B）；DWI：右侧小脑片状高信号，考虑急性梗死，DWI-ASPECT 9 分（图 9-3C）；PWI：基底动脉供血区低灌注（图 9-3D）；PWI/DWI > 1.2，显著不匹配，提示缺血半暗带存在，有取栓适应证。基底动脉闭塞预后差、死亡率高，家属知情同意后于 13：55 完成动脉穿刺，急诊脑血管造影，提示基底动脉下段闭塞（图 9-3E）。Solitaire 4-20 支架置于闭塞处释放后血流恢复，见基底动脉下段重度狭窄，狭窄率 85%（图 9-3F）。5 分钟后取出支架，未见有血栓，复查造影提示基底动脉未显影（图 9-3G）。再次将 Solitaire 支架在闭塞处释放，予替罗非班负荷剂动脉注入，然后持续泵入，观察 10 分钟，撤出支架再观察 30 分钟，14：55 复查造影提示基底动脉显影、血流通畅（图 9-3H）（DOT 127 分钟），TICI 血流 3 级。考虑到狭窄重，再闭塞的可能性极大，随后 Apollo 2.5-13 球扩支架置入，狭窄消失（图 9-3I、图 9-3J）。术后继续使用替罗非班 24 小时后桥接阿司匹林＋氯吡格雷。从发病到就诊血管再通的时间窗见表 9-3。

五、随访情况

该患者影像学检查见责任动脉（基底动脉）重度狭窄，有冠状动脉粥样硬化性心脏病史，术后超声提示椎、颈动脉多发粥样斑块，故出院诊断：脑梗死，病因及发病机制：CISS 分型非心源性脑卒中（大动脉粥样硬化性）。术后第 3 天患者神志渐转清，四肢肌力恢复，1 周后 NIHSS 0 分，3 个月 mRS 评分 0 分。二级预防：降压、强化他汀、阿司匹林＋氯吡格雷双抗（3 个月后改为阿司匹林单抗）。

表9-3 时间窗

发病时间	到院时间	就诊到评估时间	完成 CT 扫描时间	就诊到溶栓治疗（DNT）	就诊到股动脉穿刺（DPT）	就诊到血管再通的时间（DOT）
09：35	12：35（0）	12：41（6）	12：55（15）	13：12（37）	13：55（80）	14：57（127）

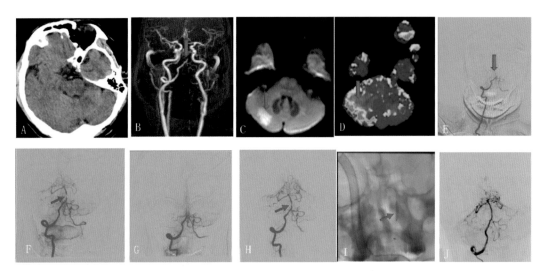

图9-3 影像检查

注：头颅CT：多发腔隙性脑梗死（A）；MRA：基底动脉中下段不显影（B）；DWI：右侧小脑急性梗死（C）；PWI：基底动脉供血区低灌注（D）；急诊脑血管造影：基底动脉下段闭塞（E）。Soltaire 4-20支架置于闭塞处释放后血流恢复，见基底动脉下段重度狭窄（F）。5分钟后取出支架，复查造影提示基底动脉未显影（G）。再次将Soltaire支架在闭塞处释放，基底动脉显影、血流通畅，TICI血流3级（H）。随后Apollo 2.5～13球扩支架置入（I），狭窄消失（J）。

六、体会

动脉狭窄是血管再通后复发的重要原因，再闭塞、低灌注、远端栓塞是常见的机制。静脉溶栓及取栓后血管内皮受损、血小板聚集激活，易血栓再形成。如何预防再闭塞是目前面临的难点。该患者是在原位狭窄的基础上，因为斑块不稳定、破裂导致急性血栓形成，这样的情况下，由于反复血栓形成，取栓治疗往往难以使得血管再通。因此需要考虑多模式的血管开通方法，如球囊扩张、支架植入以及抗血小板药物的使用等。替罗非班是新型的抗血小板聚集药物，具有起效快、半衰期短、可逆的优点，出血风险较小。来自第三军医大学的一项急性缺血性卒中患者溶栓后序贯替罗非班治疗的有效性及安全性研究，发现联合替罗非班治疗组的症状性颅内出血风险、死亡率及系统性出血风险并不增加，并且24小时再闭塞率显著低于对照组。《2017急性缺血性脑卒中血管内治疗术后监护与管理中国专家共识》推荐，血管内治疗后接受早期血管内治疗的AIS患者术中至术后可经静脉推注后给予替罗非班持续泵入治疗［0.15μg/（kg·min），16～24小时］。并在术后桥接阿司匹林100mg＋氯吡格雷75mg治疗时重叠使用替罗非班4小时（Ⅱa，C）。术后24小时复查CT未见出血并根据血管开通情况可启用阿司匹林100mg＋氯吡格雷75mg双抗治疗1～3个月，之后可改为阿司匹林或氯吡格雷长期单抗治疗（Ⅱa，C）。但是替罗非班在 AIS 治疗中特别是静脉溶栓后患者当中的应用，目前尚无更多的循证医学证据。急诊支架目前循证证据不充分，指南推荐级别亦不高，应尽量避免，可作为取栓失败后的补救措施之一，治疗中须详细评估患者的出血风险，做到个体化的治疗。

病例四　急性颈动脉夹层的治疗策略

一、一般资料

病史：男性，45 岁，突发右侧肢体无力 2.5 小时。发病时间：2016-05-06 08：10，就诊时间：2016-05-06 10：40。既往体健，否认高血压、糖尿病等病史，否认出血、外伤手术、药物过敏史。家属反映发病前一天有左侧颈痛病史。

查体：血压 135/74mmHg，嗜睡，双眼向左侧凝视，运动性失语言，右侧鼻唇沟浅，伸舌右偏，心率 67 次 / 分，心律齐。右侧肌力 0 级，右侧感觉减退。右侧巴氏征阳性。NIHSS 评分 15 分（意识水平 1 分、凝视 1 分、面瘫 2 分、上肢 4 分、下肢 4 分、感觉 1 分、语言 2 分）。

辅助检查：血糖 6.6mmol/L，血常规、生化正常。头颅 CT：正常（图 9-4A），ASPECTS 评分 10 分。

二、诊断

患者年龄较轻，无明确脑血管病危险因素，病前有左侧颈痛，急性起病，严重持续的局灶性神经系统缺损症状及体征，头颅 CT 排除出血，定性：缺血性，定位：左侧颈内动脉系统，诊断考虑急性缺血性卒中，病因考虑：非心源性卒中。

三、评估

患者 NIHSS 评分 15 分，严重程度属于重度，伴有意识障碍、凝视，考虑大血管闭塞的可能。

四、治疗

患者发病 3 小时，在静脉溶栓时间窗内，有静脉溶栓适应证，无禁忌证。11：10 急诊予以静脉溶栓（阿替普酶 72mg，DNT 39 分钟）。同时多模磁共振检查。DWI：无明显异常信号 DWI-ASPECT 10 分（图 9-4B）；PWI：左侧颈内供血区大量低灌注（图 9-4C）；MRA：C_2 段狭窄 / 双腔征，考虑颈动脉夹层（图 9-4D）；PWI/DWI ＞ 1.2，提示存在缺血半暗带，有血管内治疗适应证。急诊造影：左颈 C_2 段鼠尾征，考虑夹层闭塞（图 9-4E）。采用微导管经微导丝探明夹层真腔，并放至闭塞远端，随后经微导管送入 Solitaire 6-30 支架，后撤微导管释放支架，血管迅速恢复解剖形态，血流通畅。支架内未见明显血栓充盈缺损影，颈动脉夹层诊断明确，选择解脱 Solitaire 支架植入（图 9-4F）。解脱前先予以替罗非班（5mg/100ml）负荷剂量 12ml 静脉推注，8ml/h 泵入，观察 30 分钟后，血流通畅，然后将支架解脱（DOT 81 分钟），TICI 血流 3 级。维持替罗非班 24 小时后序贯使用阿司匹林 100mg ＋氯吡格雷 75mg 双抗。术后 24 小时复查头颅 CT 示左侧小片状低密度梗死病灶，未见出血（图 9-4G）。从发病到就诊血管再通的时间窗见表 9-4。

五、随访情况

该患者影像学检查见责任动脉夹层闭塞，故出院诊断：脑梗死，病因及发病机制：CISS 分型非心源性脑卒中（颈动脉夹层）。术后患者神志转清，症状改善，1 周后 NIHSS 1 分，3 个月 mRS 评分 0 分。二级预防：阿司匹林＋氯吡格雷双抗，3 个月后阿司匹林单抗。

表9-4　时间窗

发病时间	到院时间	就诊到评估时间	完成 CT 扫描时间	就诊到溶栓治疗（DNT）	就诊到股动脉穿刺（DPT）	就诊到血管再通的时间（DOT）
08：10	10：40（0）	10：51（11）	11：10（30）	11：19（39）	11：45（65）	12：01（81）

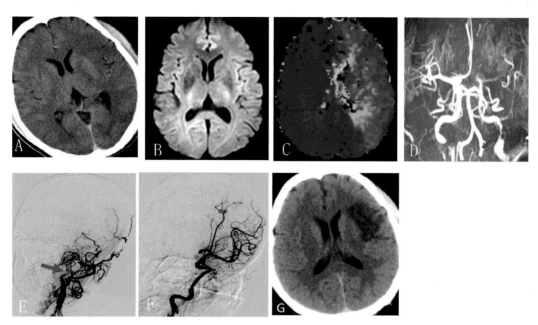

图9-4 影像检查

注：头颅 CT：正常（A）；DWI：无明显异常信号（B）；PWI：左侧颈内供血区低灌注（C）；MRA：C_2 段狭窄/双腔征（D）；急诊造影：左颈 C_2 段鼠尾征，夹层闭塞（E）。Solitaire 6-30 支架释放，血管迅速恢复解剖形态，血流通畅（F），术后 24 小时复查头颅 CT：左侧小片状低密度梗死病灶。

六、体会

颈部动脉夹层（cervical artery dissection，CAD）是指颈部动脉内膜撕裂导致血液流入其管壁内形成壁内血肿，继而引起动脉狭窄、闭塞或动脉瘤样改变，主要为颈内动脉夹层（ICAD）和椎动脉夹层（VAD）。CAD 发生率（2.6 ～ 3.0）/10 万人年，VAD 发生率（1.0 ～ 1.5）/10 万人年，13% ～ 16% 患者存在多条动脉夹层。CAD 是青年卒中的常见病因。CAD 临床表现多样，局部症状以脑神经受累多见，继发的脑血管病可导致严重神经功能缺损，缺血性卒中是 CAD 患者最常见的脑血管病变类型，其发病机制主要为低灌注伴或不伴远端动脉栓塞。抗凝及抗血小板聚集治疗均可作为首选治疗，但是对于急性闭塞的颈动脉夹层，药物治疗无法起到即刻再通、恢复血流的作用，血管内治疗能够显示其优越性，特别是合并颅内大动脉栓塞时。Solitaire AB 支架有可解脱的特点，它的径向支撑力足以使血管内膜贴壁恢复血管的解剖形态，避免因更换其他颈动脉支架而造成的二次操作，从经济学角度，能够节省医疗费用，但不建议作为常规，应更具病变部位、血管解剖特点选择合适的支架。CAD 的诊断依赖于临床症状（头颈部疼痛、Horner 征和缺血性卒中）以及影像学检查：CTA、MRI、DSA 以及超声多普勒等，DSA

是诊断 CAD 的金标准：线样征、鼠尾征（颈内动脉逐渐变细、闭塞）、双腔征（真腔及假腔）和内膜撕脱，夹层动脉瘤对诊断 CAD 有一定的帮助。对急性闭塞的 CAD，可采取支架置入修复夹层，如合并颅内动脉栓塞，同时要进行取栓治疗。

病例五　串联闭塞的处理策略

一、一般资料

病史：男性，62 岁，突发右侧肢体无力 3.5 小时。发病时间：2019-02-27 21：20，就诊时间：2019-02-28 0：50。

既往史：高血压、糖尿病、无手术外伤及药物过敏史。

查体：血压 162/90mmHg，神志清楚，两侧瞳孔 2.0mm，对光反射灵敏，左侧凝视，构音障碍，右侧口角稍低，右侧鼻唇沟浅，伸舌右偏，心率 75 次 / 分，心律齐。右侧肢体肌力 0 级，肌张力正常，腱反射（+），右侧病理征未引出，右侧感觉减退。NIHSS评分 12 分（凝视 1 分、面瘫 1 分、上肢 4 分、下肢 4 分、感觉 1 分、构音障碍 1 分）。

辅助检查：血糖 11.2mmol/L，血常规、生化、凝血常规、心电图正常。头颅 CT：未见出血，ASPECT 7 分（图 9-5A）。

二、诊断

患者有脑血管病危险因素（老年、高血压、糖尿病），急性起病，严重持续的局灶性神经系统缺损症状及体征，头颅 CT 排除出血，故定性：缺血性；定位：左侧颈内动脉系统；诊断考虑急性缺血性卒中；病因考虑：非心源性卒中。

三、评估

患者 NIHSS 评分 12 分，严重程度属于中度，考虑大血管闭塞可能性大；ASPECT 7分，提示侧支代偿较好。

四、治疗

患者发病 3.5 小时，在静脉溶栓时间窗内，无溶栓禁忌。01：10 急诊予以静脉溶栓（阿替普酶 63mg，DNT 20 分钟）。静脉溶栓同时进行多模磁共振检查，准备桥接血管内治疗。01：38 完成磁共振评估。DWI：左侧额颞叶片状急性梗死病灶（图 9-5B）；MRA：左侧颈内 C_1、大脑中动脉 M1 闭塞（图 9-5C）；灌注：核心坏死体积 67ml，Tmax ＞ 6 秒体积 164ml，Mismatch ratio 2.4（图 9-5D）；急诊脑血管造影：左侧颈内动脉起始段闭塞、左侧大脑中动脉水平段栓塞，眼动脉侧支开放（图 9-5E、图 9-5F）；采用泥鳅导丝通过 C_1 闭塞段，4F 造影导管再同轴到达闭塞远端，造影明确在颈内动脉真腔（图 9-5G 至图 9-5I）；长导丝交换技术将 5F Navein 顺利通过近端闭塞，再通过微导管同轴送至虹吸段（图 9-5J）；微导丝＋微导管通过 M1 闭塞，微导管造影明确远端真腔，确认闭塞部位（图 9-5K）；Solitaire 4-20 取栓支架到位释放，采用 SWIM 技术一次取栓成功开通大脑中动脉（图 9-5L、图 9-5M）；然后保留微导丝在左侧颈内动脉闭塞远端，后撤中间导管至颈总动脉造影，显示左侧颈内动脉开口重度狭窄（图 9-5N）；沿微导丝送入 Spider 保护伞，球囊扩张，颈动脉支架置入（图 9-5O、图 9-5P），术后血流 3 级再通。

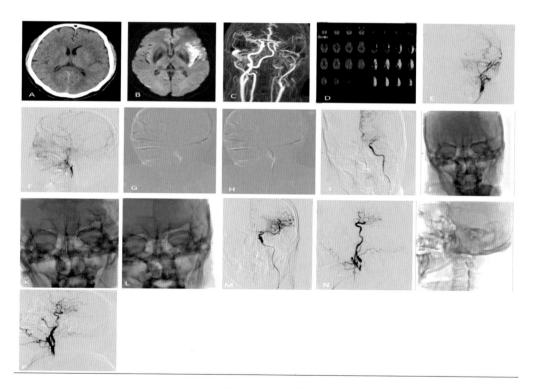

图9-5 影像检查

注：A：头颅 CT：左侧基底节区腔隙性脑梗死，ASPECT 7 分；B：DWI：可见左侧额颞叶片状急性梗死病灶；C：MRA：左侧颈内 C_1 和大脑中动脉 M1 闭塞；D：灌注：核心坏死体积 67ml；E/F：急诊脑血管造影：左侧颈内动脉起始段闭塞、大脑中动脉水平段栓塞，眼动脉侧支开放；G/H/I：导丝＋4F 造影导管通过 C1 闭塞段；J：长交换导丝顺利通过近端闭塞，送至虹吸段；K：微导丝＋微导管通过 M1 闭塞，确认闭塞部位；L/M：Solitaire 4-20 释放；N：左侧颈内动脉开口重度狭窄；O/P：球囊扩张，颈动脉支架置入。

五、随访情况

出院诊断：脑梗死，病因及发病机制：CISS 分型非心源性脑卒中（大动脉粥样硬化性）。1 周后 NIHSS 评分 2 分，3 个月 mRS 评分 0 分。二级预防：控制血压血糖、他汀、抗血小板聚集（阿司匹林＋氯吡格雷双抗 3 个月后改为阿司匹林单抗）。

六、体会

该病例是典型的串联闭塞，即颅内大血管闭塞合并颅外段闭塞或狭窄 ≥ 90%。串联病变患者未经治疗死亡率在 24% ~ 27%，预后良好率（mRS ≤ 2）仅为 10% ~ 29%。静脉溶栓治疗效果差。血管内治疗能获得更好的预后，但是在开通顺序上是先颅内取栓还是先处理颅外段病变（逆行 / 顺行开通），孰优孰劣，目前尚无定论。2017 年发表的一项研究纳入 790 例患者，发现逆行开通患者短期预后良好率高于顺行开通患者（52.5% vs 33.3%，$P = 0.319$），但无统计学差异。该研究另一项重要发现是逆行开通组穿刺到血流再灌注时间显著少于顺行开通组 [（58.6 ± 26.1）vs（130.2 ± 45.1）min，$P < 0.01$]。理论上先处理近端病变有以下优点：①防止新的血栓脱落、二次栓塞；②导引导管越过病变，提供更好的支撑便于取栓。先处理远端优点：如果有一二级侧支开放，在颅内取栓再通后，可通过侧支提前恢复供血。

我们中心的经验认为，快速达到血流再灌注是 AIS 治疗的首要目的，串联病变的近端狭窄大多为粥样硬化，在长期的狭窄进程中，通常已形成了良好的侧支代偿。顺行开通的所需的血管成形时间必然会延迟颅内 WILLIS 环等提供的灌注，对于串联闭塞，逆行还是顺行开通要个体化对待。如何个体化，主要视 WILLS 环等侧支开放情况以及能否建立开通路径而定。该病例因为眼动脉开放，如果先取通大脑中动脉，将通过眼动脉供血恢复颅内灌注，因此我们采取逆行开通方式。技术方面，颅内取栓后在撤出中间导管时，应先保留一根导丝在近端病变远端（也可以直接用保护伞留置）。

病例六　高灌注的预防及处理

一、一般情况

病史：男性，68 岁，左侧肢体无力 5 小时。既往高血压、慢性支气管炎、近期发现血糖偏高。否认出血、外伤手术、药物过敏史。发病时间 2015-11-22 10：30，就诊时间：2015-11-22 15：30。

查体：血压 175/106mmHg，神清，左侧鼻唇沟浅，伸舌偏左，构音障碍，心率 88 次 / 分，心房颤动心律。左上肢肌力 0 级，左下肢肌力 3 级，左侧感觉稍减退，左侧巴氏征阳性。NHISS 评分 9 分（面瘫 1 分、上肢 4 分、下肢 2 分、感觉 1 分、构音 1 分）。

辅助检查：血常规、血糖、凝血功能等正常，心电图：心房颤动。头颅 CT：两侧基底节区腔隙性脑梗死可能，右侧大脑中动脉高密度征，ASPECTS 评分 10 分（图 9-6A、图 9-6B）。

二、诊断

患者有脑血管病危险因素（老年、高血压、心房颤动）急性起病，严重持续的局灶性神经系统缺损症状及体征，头颅 CT 排除出血，故定性：缺血性，定位：右侧颈内动脉系统，诊断考虑急性缺血性卒中，病因考虑：心源性卒中。

三、评估

患者 NIHSS 评分 9 分，严重程度属于中度，头颅 CT 见右侧大脑中动脉高密度征，考虑右侧大脑中动脉闭塞。

四、治疗

患者发病 5 小时就诊，超出静脉溶栓时间窗，无溶栓适应证，但在血管内治疗时间窗内，考虑患者为右侧大脑中动脉闭塞，ASPECTS 评分 10 分，侧支循环良好，能够从血管内治疗中获益。急诊行多模磁共振评估。DWI：右侧脑室旁急性梗死病灶，DWI-ASPECTS 评分 7 分（图 9-6C）；PWI：右侧大脑中动脉供血区大量低灌注（图 9-6D），PWI/DWI ＞ 1.8，存在不匹配；MRA：右侧颈内动脉未见显影，考虑急性闭塞（图 9-6E）。16：28 完成动脉穿刺，急诊造影提示：右侧颈内动脉起始部闭塞，$C_{6 \sim 7}$ 段通过颈外动脉显影（图 9-6F），右侧大脑中动脉水平段不显影，供血区经对侧大脑前动脉皮层支及颈外动脉分支代偿（图 9-6G、图 9-6H）。使用大管腔抽吸导管右侧颈内动脉近端抽吸＋Solitaire 4-20 支架右侧大脑中取栓，血管再通（DOT 102 分钟）（图 9-6I），TICI 血流 3 级。术后患者症状加重，出现嗜睡，左侧肌力 0 级，NHISS 评分 12 分，BP 185/100mmHg。急查头颅 CT 提示右侧基底节区、颞叶混杂高密度影，考虑出血合并对比剂渗出（图 9-6J）。予以强化降压、脱水等处理，24 小时后复查 CT 示高密度影有所减少（图 9-6K）；复查磁共振示双侧灌注对称、右侧大脑中通畅（图 9-6M、图 9-6N）；5 天后复查 CT 示出血明显吸收，但仍有较明显的水肿（图 9-6L）。从发病到就诊血管再通的时间窗见表 9-5。

表9-5　时间窗

发病时间	到院时间	就诊到评估时间	完成 CT 扫描时间	就诊到溶栓治疗（DNT）	就诊到股动脉穿刺（DPT）	就诊到血管再通的时间（DOT）
10：30	15：30（0）	15：38（11）	15：55（30）		16：28（58）	17：12（102）

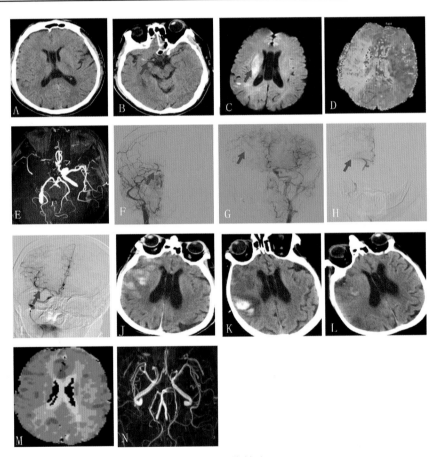

图9-6　影像检查

注：头颅 CT：两侧基底节区腔隙性脑梗死（A），右侧大脑中动脉高密度征（B）；DWI 右侧脑室旁急性梗死病灶（C）；PWI：右侧大脑中动脉供血区大量低灌注（D）；MRA：右侧颈内动脉未见显影（E）。急诊造影提示：右侧颈内动脉起始部未显影，C₆、₇ 段通过颈外动脉代偿（F），右侧大脑中动脉水平段不显影，供血区经对侧大脑前动脉皮层支及颈外动脉分支代偿（G/H）。取栓后血管再通 TICI 血流 3 级（I）。术后患者症状加重，急查头颅 CT 提示出血合并对比剂渗出（J）。24 小时后复查 CT 提示高密度影有所减少（K）；复查磁共振提示双侧灌注对称、右侧大脑中通畅（M/N）；5 天后复查 CT 提示出血明显吸收（L）。

五、随访情况

该患者影像学检查未见责任血管狭窄，有心房颤动病史，故诊断：脑梗死，病因及发病机制：CISS 分型心源性脑卒中。1 周后 NIHSS 评分 5 分，3 个月 mRS 评分 0 分。二级预防：控制血压、达比加群抗凝。

六、体会

患者血管虽得到了再通，但仍然出现病情加重，考虑与术后出血及脑水肿有关。患者术后血压较高，容易发生高灌注导致脑组织肿胀、出血。脑高灌注综合征的概念：脑动脉狭窄或闭塞解除后，脑血流量发生变化，超出脑组织代谢所需的量从而引起的一系列临床症状群，常见原因：颈内、颅内动脉支架术后、颈动脉内膜剥脱术后、急性脑梗死超急性期闭塞血管再通术等。血管再通术后高血压是发生高灌注的重要危险因素，因此围术期的血压管理是防治高灌注的关键。回顾性研究发现，接受急诊取栓后 24 小时内降低血压能够改善患者复流 3 个月的临床功能预后。SBP < 140mmHg 的患者临床预后和 3 个月的死亡率明显低于 SBP ≥ 140mmHg 的患者。血压的管控目标应根据不同患者的血管开通情况以及侧支代偿等情况而定。围术期的血压管理策略：在介入操作之后，应根据动脉再通程度及神经系统检查结果来调整目标 BP 水平。完全再通：SBP 可降至 120 ~ 140mmHg，以减少再灌注出血风险，术后即刻 CT 有高密度渗出，提示血脑屏障破坏，建议血压可降至更低水平。部分再通：应保持目标 SBP < 180mmHg，并持续 24 ~ 48 小时，以增加侧支循环血流量并冲走远端血管内的栓子。

病例七 超时间窗取栓

一、一般资料

病史：男性，72 岁，突发左侧肢体无力 10 小时。既往史：高血压、支气管哮喘。否认出血、外伤手术、药物过敏史。发病时间：2016-03-31 06：20，就诊时间：2016-03-31 16：20。

查体：血压 177/79mmHg，神志嗜睡，构音障碍，双眼向右凝视，左侧鼻唇沟浅，伸舌不合作，心率 81 次 / 分，律齐。左侧肢体肌力 0 级，肌张力低，左侧感觉减退，左侧病理征阳性。NIHSS 评分 17 分（意识水平 2 分、凝视 2 分、面瘫 2 分、上肢 4 分、下肢 4 分、感觉 1 分、构音障碍 2 分）。

辅助检查：血糖、血常规、肾功能、心电图正常。头颅 CT：老年性脑改变，ASPECTS 评分 10 分（图 9-7A）。

二、诊断

患者有脑血管病危险因素（老年、高血压），急性起病，严重持续的局灶性神经系统缺损症状及体征，头颅 CT 排除出血，故定性：缺血性，定位：右侧颈内动脉系统，诊断：急性缺血性卒中，病因：考虑非心源性卒中。

三、评估

患者 NIHSS 评分 17 分，严重程度属于重度，伴有意识障碍、凝视，考虑大血管闭塞的可能。

四、治疗

患者发病 10 小时，超出静脉溶栓和血管内治疗时间窗，但是患者症状较重，而头颅 CT 尚未出现早期缺血改变，考虑到这样的患者仍有可能从血管内治疗当中获益，加上家属态度积极，故决定先予以多模式磁共振评估，再决定是否行血管内治疗。DWI：右侧基底节区急性梗死病灶，DWI-ASPECTS 评分 8 分（图 9-7B）；MRA：右侧 M1 闭塞（图 9-7C）。PWI：右侧大脑中动脉供血区大量低灌注（图 9-7D）。PWI/DWI ＞ 1.2。FLAIR：右侧颞叶可见"血管高信号征"（图 9-7E）。磁共振评估提示右侧大脑中动脉栓塞区域有侧支代偿，存在缺血半暗带。与家属沟通后决定血管内治疗。17：18 完成动脉穿刺，造影提示：右侧大脑中动脉 M1 闭塞，大部分供血区经大脑前动脉软脑膜分支代偿供血（图 9-7F）。Solitaire 4-20 支架右侧大脑中动脉取栓，17：56 血管再通（DOT 96 分钟），TICI 血流 3 级（图 9-7G、图 9-7H）。术后复查磁共振示右侧低灌注区恢复正常（图 9-7I）。从发病到就诊血管再通的时间窗见表 9-6。

表9-6　时间窗

发病时间	到院时间	就诊到评估时间	完成 CT 扫描时间	就诊到溶栓治疗（DNT）	就诊到股动脉穿刺（DPT）	就诊到血管再通的时间（DOT）
06：20	16：20（0）	16：30（10）	16：45（25）		17：18（58）	17：56（96）

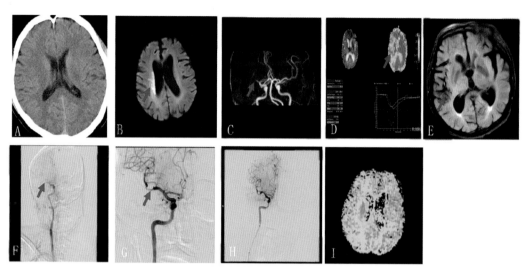

图9-7 影像检查

注：头颅CT：老年性脑改变（A）。DWI：右侧基底节区急性梗死病灶（B）；MRA：右侧M1闭塞（C）。PWI：右侧大脑中动脉供血区大量低灌注（D）。FLAIR：右侧颞叶可见"血管高信号征"（E）。造影提示：右侧大脑中动脉M1闭塞，经大脑前动脉软脑膜分支代偿供血（F）。Solitaire 4-20支架右侧大脑中动脉取栓（G），血管再通，TICI血流3级（H）。术后复查磁共振：右侧低灌注区恢复正常（I）。

五、随访情况

患者影像学检查未见责任血管狭窄，术后24小时动态心电图提示阵发性心房颤动，故诊断：脑梗死，病因及发病机制：CISS分型心源性脑卒中。1周后NIHSS评分4分，3个月mRS评分0分。二级预防：控制血压、抗血小板聚集（患者拒绝抗凝）。

六、体会

该患者虽然超时间窗，但仍然从血管内治疗中获益，主要得益于其有良好的侧支循环，存在可以挽救的半暗带。2015年多项以支架取栓为主的血管内治疗研究取得成功，并且改变了AIS的治疗指南，支架取栓成为大血管闭塞性AIS治疗的"黄金标准"。脑组织缺血1分钟后血流量减少、神经功能下降，30分钟后出现核心坏死区，因此血管开通治疗挽救缺血半暗带是AIS治疗的关键。目前指南推荐的时间窗是静脉溶栓4.5小时，血管内治疗6小时，但是临床工作中发现，因为个体差异的存在，很难单纯用6小时来界定缺血性脑卒中是否需要血管内治疗。ESCAPE、REVASCAT两项研究的时间窗是12小时和8小时，因此6小时之外的大血管闭塞患者并非完全失去了机会。特别是对于醒后卒中的患者，通过多模态MRI（magnetic resonance imagining，MRI）成像或者多时相CTP等直接或间接的侧支循环评估方法，可以为临床急性缺血性脑卒中治疗方案的制订提供脑组织的生理学"组织时钟"，有助于明确患者发病时间，评判患者能否进行超时间窗血管内治疗，使更多的患者获益，改善其远期预后。5项改变急性缺血性卒中血管内治疗指南的RCT研究与以往得出阴性结果的RCT研究的区别在于：①改善了卒中转运流程，缩短了治疗时间；②入组病例经过了影像检查的筛选；③采用新一代的支架取栓技术；④血管内治疗组大多数桥接了静脉溶栓。通过影像评估作为患者能否接受血管内治疗的标准，目前已有DAWN及DEFUSE 3研究的阳性结果，并且改变了大血管闭塞血管内治疗指南，这里不再阐述。24小时以外的大血管闭塞能否采用同样的评估方法，还需要RCT来证实。

病例八　静脉窦血栓的血管内治疗

一、一般资料

病史：男性，36岁，头部胀痛不适2天。发病时间：2014-05-23，就诊时间：2014-05-25。患者2天前因感"牙痛"至我院就诊，口腔科考虑"牙髓炎"予以"新癀片"对症处理，后出现头痛不适，伴出汗。既往否认高血压、糖尿病史；否认外伤手术及药物过敏史。

查体：血压137/70mmHg，神志清楚，精神萎靡，查体合作。头颅无畸形，双侧瞳孔等大等圆，对光反射灵敏，活动正常，无眼球震颤。鼻唇沟对称，伸舌居中。颈软，无抵抗。心率72次/分，心律齐，各瓣膜区未及病理性杂音。双下肢无水肿，四肢肌力、肌张力正常，腱反射正常，病理反射未引出，感觉两侧基本对称，指鼻试验、跟膝胫试验正常。

辅助检查：急诊头颅CT示：矢状窦至右侧横窦密度可疑增高（图9-8A、图9-8B）。

二、诊断

年轻患者，急性起病，病前有感染史，头颅CT提示矢状窦及右侧横窦高密度。故定性：缺血性，定位：颅内静脉系统，诊断：颅内静脉窦血栓。

三、评估

患者颅内高压的症状明显，病变累及多个静脉窦，有进行性加重的可能性。

四、治疗

予以低分子肝素抗凝治疗，急诊造影显示双侧颈内动脉主干及分支显影，脑实质染色缓慢，静脉期大脑浅静脉充盈缓慢，上矢状窦、右侧横窦、乙状窦腔内见大量充盈缺损影，大脑大静脉、大脑内静脉、基底静脉等浅淡显影，左侧横窦、乙状窦缓慢显影，对比剂排空延迟。右侧颈内静脉起始端见块状充盈缺损影（图 9-8C、图 9-8D）。造影诊断：颅内静脉窦（上矢状窦、右侧横窦乙状窦）及右侧颈内静脉血栓形成。考虑患者年轻，病情重，决定采取介入治疗。局部麻醉下经皮穿刺左侧股静脉置入 6F 血管鞘组，以 6F Chaperon 导引导管＋导丝同轴系统将导引导管头端插至右侧颈内静脉上端，同时保留导引导管尾端 Y 阀肝素生理盐水（肝素钠 2000 单位）持续加压滴注，造影明确后路途下引入 3F Progreat 微导管（120cm）头端经右侧乙状窦 – 横窦 – 窦汇部至上矢状窦内手推造影明确位置，然后经微导管送入 PT2（0.014″，300cm）并交换置入 Headway 17 微导管（150cm），头端置于上矢状窦远端。阿替普酶 20mg/d 经微导管输液泵泵入，其中 10mg（500ml 生理盐水稀释）经留置微导管在上矢状窦内泵入溶解静脉窦血栓，10mg（500ml 生理盐水稀释）经导引导管在右侧颈静脉内泵入溶解右侧颈内静脉血栓。密切监测凝血功能，间隔 12 小时复查造影，调整导管位置。溶栓后 12 小时患者头痛症状明显缓解，造影调整微导管头端至右侧横窦乙状窦水平，继续持续溶栓。溶栓治疗后 48 小时患者头痛症状完全缓解，无恶心、呕吐。造影复查显示：①右侧颈内静脉内血栓充盈缺损影消失，对比剂回流顺畅；②颅内静脉窦造影示：上矢状窦、窦汇显影，腔内血栓充盈缺损影消失，对比剂经左侧横窦乙状窦回流入左侧颈内静脉，对比剂回流顺畅；右侧横窦部分再通（图 9-8E）。遂拔管终止溶栓治疗，后续低分子肝素抗凝治疗，并桥接为口服华法林抗凝治疗。1 个月后复查 MRV：上矢状窦、左侧横窦、乙状窦显影通畅，右侧横窦及乙状窦未见明显显影（图 9-8F）。

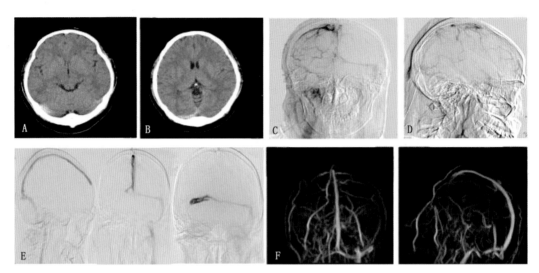

图9-8 影像检查

注：急性头颅 CT：矢状窦至右侧横窦密度可疑增高（A/B）。造影：上矢状窦、右侧横窦、乙状窦腔内见大量充盈缺损影，左侧横窦、乙状窦缓慢显影，对比剂排空延迟。右侧颈内静脉起始端见块状充盈缺损影（C/D）。溶栓 48 小时后复查造影：上矢状窦、窦汇显影，左侧颈内静脉回流顺畅；右侧横窦部分再通（E）。1 个月后复查 MRV（F）。

五、随访情况

患者出院后继续抗凝治疗时间 3 个月。1 个月后复查 MRV 显示：上矢状窦、左侧横窦乙状窦显影通畅，右侧横窦及乙状窦未见明显显影。

六、体会

颅内静脉系统血栓形成（cerebral venous sinus thrombosis，CVST）包括颅内静脉和静脉窦血栓形成，是一种较少见的卒中类型，是由多种病因引起的以脑静脉回流受阻，常伴有脑脊液吸收障碍导致颅内高压为特征的特殊类型脑血管病，在脑血管病中占 0.5% ~ 1%，常发生于年轻人群。病变部位可原发于脑内浅静脉、深静脉或静脉窦，60% 以上患者病变累及多个静脉窦，其中以上矢状窦发生率居首位。在病变性质上，可区分为感染性和非感染性，前者常继发于头面部或其他部位化脓性感染或非特异性炎症。

静脉窦血栓诊断依赖于临床症状和影像学检查，包括 CT、MRI 及 DSA 血管造影。①CT 平扫：直接征象为"绳索征""三角征"和脑静脉窦高密度影；间接征象为静脉性梗死、出血性转化、大脑镰致密影和小脑幕增强效应。CTV 主要表现为脑静脉充盈缺损、脑静脉窦窦壁强化、侧支循环形成和引流增加等；②MRI：急性期静脉窦内血流正常流空信号消失，T_1WI 呈等信号、T_2WI 呈低信号；亚急性期 T_2WI 和 T_1WI 均呈高信号；慢性期由于血管部分再通，流空效应再次出现，典型表现为 T_1WI 等信号、T_2WI 高或等信号。MRV：直接征象为受累脑静脉窦闭塞、不规则狭窄和边缘不光滑的低信号影，或正常脑静脉窦高血流信号消失，或血管再通后形成边缘模糊且不规则的较低信号影；间接征象为闭塞部位侧支循环形成、引流静脉异常扩张；③数字减影血管造影术（DSA）：典型的影像表现为脑静脉窦闭塞，窦腔内血栓充盈缺损影，皮质静脉或深静脉显影不佳、头皮静脉和导静脉明显扩张、动－静脉循环时间延长（主要是静脉期时间延长超过 10 秒）、扩张迂曲的侧支循环形成和静脉逆流现象等。

治疗方案包括：病因治疗、抗凝治疗、溶栓治疗和介入治疗。①病因治疗：及时明确导致静脉窦血栓发生的可能病因，如各类感染性疾病、血液高凝状态、结缔组织疾病、自身免疫性疾病等，并给予相应的积极治疗；②抗凝治疗：阻止血栓继续发展，促进侧支循环通路开放，预防深静脉血栓和肺栓塞。抗凝治疗早期可使用普通肝素或低分子肝素。常规使用 2 周，使活化部分凝血活酶时间及激活全血凝血时间延长至正常值的 2 倍；后期桥接为口服华法林，控制国际标准化比值（INR）至 2.0 ～ 3.0（血浆凝血酶原时间延长至正常值的 2 倍）；③溶栓治疗：只适用于经系统抗凝治疗后病情仍恶化或广泛血栓形成的重症患者。根据溶栓药物进入体内的途径，可分为全身性静脉溶栓和介入溶栓治疗。常用溶栓药物包括尿激酶和重组人组织型纤溶酶原激活物（r-tPA），后者因其半衰期短，对血栓选择性高及并发出血率低等特点，更适用于置管接触性溶栓。药物剂量缺乏统一标准，本中心经验，根据患者综合情况尿激酶 50 万 ～ 75 万 U/d，r-tPA（阿替普酶）20mg/d；④介入治疗：包括血管内接触溶栓／机械取栓和球囊／支架血管成形术。当静脉窦血栓负荷较大，在有经验的治疗中心可以采用支架取栓或大腔导管血栓抽吸的方法进行血栓清除，再联合置管溶栓治疗。对于慢性静脉窦狭窄或闭塞基础上的静脉血栓形成，可采用球囊扩张和（或）支架植入的方法完成血管重建，恢复血流，进而提高溶栓效果。

本例患者年轻男性，其静脉窦血栓发病原因可能和头面部感染（上颌窦炎或牙髓炎）相关，临床症状较为典型以头痛为主。早期的头颅 CT 平扫即发现上矢状窦、横窦的高密度征，血生化检测提示凝血功能处于高凝状态。接诊医生病情判断准确，在抗凝基础上积极完成脑血管造影评估，并采用静脉入路置管溶栓治疗及时清除了上矢状窦、横窦内的血栓，恢复静脉窦血流，患者的病情得到及时救治。经半年的口服抗凝治疗后，MRV 复查及临床评估患者顺利康复。我们认为抗凝治疗是目前公认安全、有效的静脉窦血栓治疗方法，溶栓和机械碎栓等介入技术在临床的应用，为治疗重症静脉窦血栓患者带来了希望，个体化的治疗方案对于改善患者预后有重要意义。

病例九　SWIM取栓技术的应用

一、一般资料

病史：男性，78 岁，意识模糊半小时。发病时间：2017-07-31 09：00，就诊时间：2017-07-31 09：30。既往有"高血压、糖尿病、冠状动脉粥样硬化性心脏病、心房颤动、腔隙性脑梗死"病史，否认外伤手术及药物过敏史。

查体：血压 158/109mmHg，昏睡，失语，双侧瞳孔等大等圆 3mm，对光反射灵敏，左侧凝视，右侧鼻唇沟稍浅，伸舌不配合，心率 102 次 / 分，心律不齐，第一心音强弱不等，未及明显病理性杂音，肌力检查不配合，右侧肢体坠落试验阳性，右侧肌张力低，感觉减退，左侧肢体有自主活动，左侧肌张力正常，腱反射（＋），右侧病理征（＋）。NHISS 评分 18 分（意识水平 2 分、凝视 2 分、面瘫 2 分、上肢 4 分、下肢 4 分、失语 2 分、感觉 2 分）。

辅助检查：血糖 8.2mmol/L，血常规、生化正常。头颅 CT：老年性脑改变，左侧大脑中动脉高密度征，ASPECT 评分 10 分（图 9-9A、图 9-9B）。

二、诊断

患者有脑血管病危险因素（老年、高血压、糖尿病、心房颤动），急性起病，严重持续的局灶性神经系统缺损症状及体征，症状迅速达峰，头颅 CT 排除出血，定性：缺血性，定位：左侧颈内动脉系统，诊断：考虑急性缺血性卒中，病因考虑：心源性卒中。

三、评估

患者 NIHSS 评分 18 分，严重程度属于中重度，左侧大脑中动脉高密度征，考虑左侧大脑中闭塞。

四、治疗

患者发病 0.5 小时，在静脉溶栓时间窗内，无溶栓禁忌证。10：01 急诊予以静脉溶栓（阿替普酶 62mg，DNT 31 分钟）。静脉溶栓同时进行多模磁共振检查。DWI：左侧基底节区点片状高信号，考虑急性梗死病灶，DWI-ASPECT 8 分（图 9-9C）；FLAIR：左侧颞叶"血管高信号征"（图 9-9D），ADC：左侧基底节区低信号（图 9-9E）。PWI：左侧大脑中动脉供血区明显低灌注（图 9-9F）；MRA：左侧颈内动脉远端及大脑中动脉不显影（图 9-9G）；PWI/DWI ＞ 1.2，存在缺血半暗带，有取栓适应证。10：38 急诊造影：左侧颈内动脉终端分叉部见截断征象，微导管至侧裂上干远端 M2 段腔内分支充盈缓慢，对比剂滞留，考虑 M1 段闭塞（图 9-9H）。明确栓塞位置后将 6F 长鞘头端置于左侧颈内动脉颈段，使用中间导管技术于 RoadMap 引导下同轴送入 6F Navien 导管至颈内动脉虹吸段（图 9-9I），再将（Headway 27），经微导丝配合将微导管（Traxcess 14）头端穿通左侧颈大脑中动脉 M1 段闭塞段至远端血管内（图 9-9J），经微导管手推造影明确后经微导管送入取栓支架（Solitair 6-30）并于大脑中动脉水平段展开（图 9-10K/L），于透视监控下将 6F Navien 送至取栓支架近端，负压吸引并缓慢回撤支架取栓（图 9-9M、图 9-9N），一次开通血管（DOT 102 分钟），TICI 血流分级 3 级（图 9-9Q、图 9-9P）。术后复查头颅 CT 未见出血，24 小时后复查 PWI 显示左侧低灌注区恢复正常（图 9-9I、图 9-9R 至图 9-9U）。从发病到就诊血管再通的时间窗见表 9-7。

表9-7 时间窗

发病时间	到院时间	就诊到评估时间	完成 CT 扫描时间	就诊到溶栓治疗（DNT）	就诊到股动脉穿刺（DPT）	就诊到血管再通的时间（DOT）
09：00	09：30（0）	09：35（5）	09：53（23）	10：01（31）	10：38（68）	11：12（102）

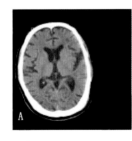
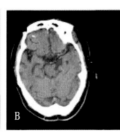
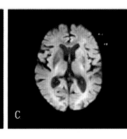
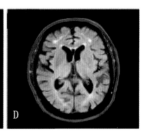

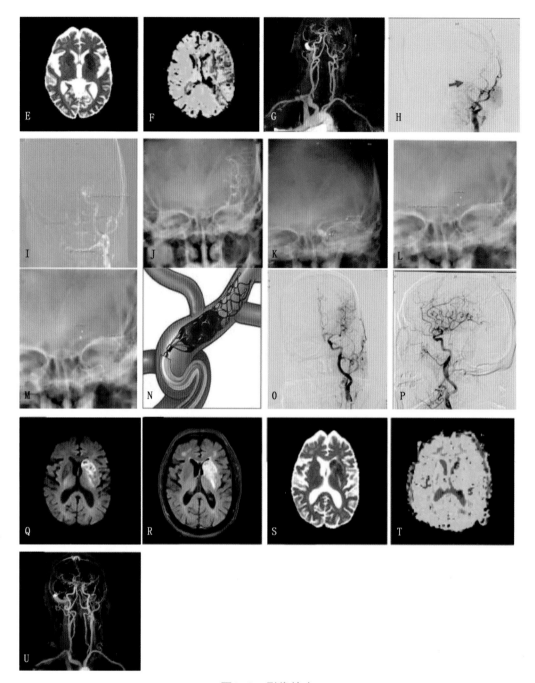

图9-9　影像检查

注：头颅 CT：老年性改变，左侧大脑中高密征（A/B）；磁共振：DWI：左侧基底节区脑梗死（C），FLAIR：左侧颞叶可见"血管高信号征"（D），PWI：左侧大脑半大脑中动脉供血区灌注（F），MRA：左侧颈内动脉远端及大脑中动脉不显影（G），DSA 造影：左侧颈内动脉终端分叉部见截断征象（H），取栓过程：6F Navien 导管送入取栓支架（solitair 6–30）（K），5F Navien 送至取栓支架近端抽吸（L），Solumbra 技术示意图（M、N）血管再通、TICI 血流分级 3 级（Q、P）。术后复查磁共振：左侧基底节区急性梗死，双侧灌注对称，左侧大脑中显像良好（O/R/S/T/U）。

五、随访情况

该患者影像检查未见大动脉狭窄，根据患者有心房颤动及发病特点，出院诊断：脑梗死，病因及发病机制：CISS 分型心源性脑卒中。1 周后 NIHSS 评分 2 分，3 个月 mRS 评分 0 分。二级预防措施：控制血压、华法林抗凝。

六、体会

急性大血管闭塞血管内治疗首选支架取栓，但对于血栓负荷量大的患者单纯取栓再通率低，因此需要结合其他机械取栓方法。机械取栓方法主要包括：球囊导引导管或普通导引导管辅助支架取栓、中间导管或抽吸导管联合支架取栓技术（SWIM 技术）和单纯抽吸技术（ADAPT 技术）。后两种技术的出现依赖于材料学新技术的发展，即超柔顺性的新一代颅内支撑导引导管能够到达颅内更远的位置，为血管内治疗操作提供了更多可能和安全性。这一类导管如 ACE60（Penumbra，USA）、Sofia（Microvention TERUMO，USA）、国产通桥银蛇、普威森等。SWIM 技术是指将中间导管抵近颅内血栓近端，在 Solitaire 支架取栓的同时运用 Penumbra 泵或注射器辅助抽吸取栓的技术。中间导管贴近血栓抽吸提高了大腔导管的抽吸效率，减少了支架拖移血栓的路径，降低了取栓支架对正常段血管内膜的损伤、血栓裂解对邻近分支血管的影响。Janssen H 等研究表明，采用 5F Navien 中间导管取栓时 83% 的血管再通达改良脑梗死溶栓分级（mTICI）2b/3 级，并且未见明显不良事件发生。本例大脑中动脉急性闭塞就是采用了 5F Navien 中间导管辅助的 Solitaire 支架取栓，与单纯支架机械取栓相比，Solumbra 技术取栓时由于中间导管的存在，机械取栓同时经中间导管持续抽吸，能有效提高急性颈内动脉及大脑中动脉闭塞机械取栓血管成功再通率，降低血栓逃逸等并发症发生。

（施洪超　黄　石　张羽乔）

参考文献

[1]XiongYunyun，Liu Xinfeng.Direct endovascular treatment：an alternative for bridging therapy in anterior circulation large-vessel occlusion stroke[J].Eur J Neurol，Published online，2017，24（7）：935-943.

[2]Li W，Lin L，Zhang M，Wei Li，et al.Safety and Preliminary Efficacy of Early Tirofiban

Treatment After Alteplase in Acute Ischemic Stroke Patients[J].Stroke，2016，47（10）：2649–2651.DOI：10.1161/STROKEAHA.116.014413.

[3]中华医学会神经病学分会脑血管病学组.中国颈部动脉夹层诊治指南2015[J].中华神经科杂志，2015，48（8）：644–649.

[4]中华医学会神经病学分会脑血管病学组.颅内静脉和静脉窦血栓形成诊治的中国专家共识2013[J].中华内科杂志，2013，52（12）：1088–1090.